Gladwin

Die Materia-Medica-Familie

Die Materia-Medica-Familie

Von F. E. Gladwin

Übersetzt aus dem Englischen von Klaus-Henning Gypser

Originaltitel:
The People of the Materia Medica World — A Comparative
Materia Medica

2. erweiterte Auflage

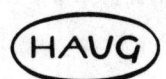

Karl F. Haug Verlag · Heidelberg

CIP-Kurztitelaufnahme der Deutschen Bibliothek

Gladwin, Fredericia E.:

Die Materia-Medica-Familie / von F. E. Gladwin. Übers. aus d. Engl. von Klaus-Henning Gypser. — 2., erw. Aufl. — Heidelberg : Haug, 1985.

   Einheitssacht.: The people of the materia medica world < dt. >
   ISBN 3-7760-0838-5

Herstellerische Betreuung: Axel Treiber

2. erweiterte Auflage 1985

Verlags-Nr. 8532 · ISBN 3-7760-0838-5

Gesamtherstellung: Pilger-Druckerei GmbH, 6720 Speyer am Rhein

Dieses Buch wurde geschrieben für meinen Freund

Pierre Schmidt

Möge Gott sein Werk segnen!

F. E. GLADWIN, Philadelphia/Pa., 22. Juli 1921

Ihr, die ihr frischen und einfachen Herzens seid,
die ihr an Gott und Natur glaubt,
die ihr der Überzeugung seid, daß zu allen Zeiten
das Herz des Menschen menschlich war,
lauscht meinen einfachen Mären,
den Geschichten meines Volkes.

Diese Arbeit ist James Tyler KENT, der mich mit liebenswürdiger Geduld in die Materia-Medica-Welt einführte und mich mit ihren Angehörigen bekanntmachte, in Dankbarkeit gewidmet.

F. E. GLADWIN

Inhalt

Vorwort

Synthetische Arzneimittellehren sind rar. Dabei sind sie zum
Lernen der Materia Medica die eingängigsten. Nur muß man sich
immer bewußt sein, daß die solchermaßen dargestellten Medikamente auch noch andere Facetten haben können. Die Darstellung
ist persönliche Erfahrung und Sicht des jeweiligen Verfassers.
Kent z. B. fordert deshalb bei seinen Arzneimittelbildern immer
wieder zum Quellenstudium auf.

Das vorliegende amüsante Werklein ist eine gut fundierte Berei-
cherung auf dem angedeuteten Gebiete. Die Verfasserin *F. E.
Gladwin* war Schülerin *Kents* und Lehrerin *Pierre Schmidts*.

Dem Übersetzer ist zu danken, daß er es dem deutschsprachigen
Leser zugänglich machte.

St. Gallen, im Juni 1977

J. Künzli von Fimmelsberg

Vorwort zur 2. Auflage

Beim Durchsehen der alten Zeitschriftenliteratur fanden sich zwei Aufsätze *Gladwins,* die in dem der Übersetzung zugrunde liegenden Text nicht enthalten waren, sich jedoch gut in die Thematik einreihen. Es handelt sich dabei um „Großmutter und Enkel Baryta carbonica" [aus Homoeopathic Recorder, 45 (1930) 708—711] und „Alumen und Alumina" [aus Homoeopathic Recorder, 43 (1928) 458—463], die nun beigefügt sind. Neben dieser Erweiterung wurde die Neuauflage mit einem Arzneimittelverzeichnis und einigen Angaben zum Leben der Autorin versehen, ferner der gesamte Text einer gründlichen Überarbeitung unterzogen.

Dem Verlag sei gedankt, daß er die Ausgabe in dieser Form ermöglicht hat.

Hamich, im März 1985

K.-H. Gypser

Argentum nitricum

Es war einmal ... da wandelte Herr Nitri acidum auf Freiersfü-
ßen, und seine Wahl fiel auf Fräulein Argentum metallicum.

Herr Nitri acidum war ein dunkler Typ, hatte schwarzes Haar,
braune Augen, dunklen Teint und das magere, hungrige Aussehen,
das schon Julius Caesar nicht mochte.

Es bleibt ein Rätsel, was man an Fräulein Argentum metallicum
hätte bewundern können. Sie war groß und dünn, blaß, beinahe
fahl und unter keinen Umständen schön, obwohl ihre Art irgend
etwas Anziehendes hatte. Sie bereitete mit ihren Späßen überall
Freude, auch mit ihrem Gelächter, und sie erzählte gern. Ihr
Verstand war scharf, und sie diskutierte mit großer Gewandtheit.
Sie sprach oder sang häufig in der Öffentlichkeit, doch konnte sie
sich nicht auf ihre Stimme verlassen. Sie hatte sie zuweilen überanstrengt und gerade dann, wenn ihre Freunde auf sie zählten, wie
bei öffentlichen Auftritten, versagte ihre Stimme, und sie konnte
vor Heiserkeit kein lautes Wort hervorbringen. Wenn sie gelegentlich versuchte zu singen, kamen die Töne zu ihrer und zur Überraschung der Zuhörerschaft doppelt heraus.

Herr Nitri acidum war sehr eigenwillig und engstirnig. Er ver-
paßte keine Gelegenheit, um Fräulein Argentum metallicum davon
zu überzeugen, daß es das Beste für sie wäre, ihn zu heiraten. Dabei verbarg er mit viel Geschick sein nervöses, reizbares und unzu-
friedenes Wesen, und sie willigte schließlich in die Heirat ein.

Ich möchte nicht von der Hochzeit und von dem Eheleben des
Paares berichten, nur ein wenig von ihrem Sohn Argentum nitricum. Er hatte keinen so starken Charakter wie Vater und Mutter:
Er konnte nicht so tief in das Leben der Menschen eindringen, wie
sie beide. Hatte Argentum nitricum einen Feind? Ja! Herr Natrium
muriaticum trachtete immer danach, ihn oder sein Werk zu zerstö-
ren, ähnlich wie auch Nitri acidum immer Herrn Mercurius aus
dem Wege ging, welcher versuchte, ihn zugrunde zu richten.

Argentum nitricum begann sein Leben in dieser Welt nicht gut.
Er war ein kleines, welkes, ausgetrocknetes, altaussehendes Baby,
immer heikel, was auch kein Wunder war, wenn man die psorischen Erbanlagen der Mutter und die beiden anderen chronischen

Miasmen des Vaters berücksichtigte. Wie hätte er da gesund sein können? Das wäre zuviel verlangt.

Seine Beschwerden fingen bald nach der Geburt an; die Augen wurden krank, was der Doktor als Ophthalima neonatorum bezeichnete; sie sonderten viel Eiter ab, und es traten Hornhautgeschwüre auf. Das arme kleine Baby schrie und machte viel Aufhebens davon, doch konnte es ja der Krankenschwester nicht verständlich machen, daß es kalte, frische Luft wünschte. Die Krankenschwester meinte, es hätte eine Blähungskolik, die öfters bei ihm auftrat, wobei es weniger schrie, wenn die Blähungen abgegangen waren. Nun stellten sich alle möglichen Augenkrankheiten ein. Vater und Mutter hatten beide nach der Geburt Ophthalmia neonatorum und hinterher immer schwache Augen. Vaters Augen neigten mehr zur Geschwürsbildung als die der Mutter. In dieser Hinsicht glich Argentum nitricum mehr dem Vater. Während seiner ganzen Kindheit und auch in späteren Jahren wurde Argentum nitricum von Koliken geplagt. Große Mengen Gas sammelten sich in seinem Magen und Bauch und stießen geräuschvoll auf oder gingen ab, wonach er sich erleichtert fühlte. Manchmal setzten sich die Gase fest, und der Bauch wurde aufgetrieben; dann waren die Schmerzen äußerst heftig. Die Koliken hatte er von seinem Vater geerbt. Litt Herr Nitri acidum an Koliken, mußte er sich beim Gehen zusammenkrümmen; morgens waren sie schlimmer. Sein Bauch blähte sich auf, und oftmals konnte man das Gaskollern hören. Argentum nitricum hatte kein Glück, durch sein 2. Lebensjahr ohne die Sommerbeschwerden zu kommen. Seine Mutter aß unvorsichtigerweise viel Süßigkeiten, was der kleine Bursche nun auszubaden hatte. Die Stühle sahen aus wie gehacktes Gras, waren schleimbedeckt und wurden nach längerem Stehen an der Luft grün. Der Bauch war sehr aufgetrieben, Stühle und Blähungen gingen vehement ab.

Argentum nitricum hatte ein ausgeprägtes Verlangen nach Süßigkeiten, jedoch konnte er sie nicht genießen, ohne Durchfall zu bekommen.

In der Kindheit litt Argentum nitricum an Chorea. Dabei zog er die Beine an, die Arme zuckten nach oben und außen, und Finger und Zehen zogen sich spastisch zusammen. Seither leidet er gelegentlich unter epileptischen Anfällen, wobei er diese Anfälle immer voraussagen kann, denn die Pupillen erweitern sich 1—2 Tage vorher. Meistens treten die Anfälle nachts auf oder beim Aufstehen frühmorgens. Den ersten Anfall bekam er nach einem furchtbaren Schreck. Vater und Mutter haben auch epileptische Anfälle. Das erste, was Herr Nitri acidum bemerkt, wenn die Anfälle auftreten, ist das Gefühl, als würde eine Maus an der linken Körperseite auf- und abkrabbeln, dann verliert er das Bewußtsein und bekommt Krämpfe. Er fühlt sich während der sanften Bewegungen eines fahrenden Wagens immer wohler. Die Mutter dagegen fällt nach ihren epileptischen Anfällen in rasenden Wahn, und sie möchte alle, die um sie herum sind, schlagen.

Argentum nitricum hat nichts von der fröhlichen Anlage seiner Mutter. Er ist ein nervöser, trübsinniger Hypochonder. Er hat Angst, zum Fenster zu gehen und hinauszusehen; er fürchtet, dem Zwang zu erliegen, hinauszuspringen. Er fürchtet sich, einen bestimmten Punkt auf der Straße zu passieren, aus Angst, er könne hinfallen. Er glaubt, vernachlässigt und verachtet zu werden. Er ist sich sicher, eine schreckliche Krankheit zu haben und sterben zu müssen; erwägt, sich zu töten; er will nicht arbeiten; glaubt, er kann es nicht durchhalten. Wenn er nach oben sieht, wird ihm schwindelig und er meint, das Haus falle über ihm zusammen. Wegen des Schwindels kann er nicht im Dunkeln oder mit geschlossenen Augen gehen, sonst taumelt er.

Bei allen Erkrankungen ist Argentum nitricum nervös, und er hat Kopfschmerzen, meistens auch Schwindel und Bewußtseinstrübungen. Wenn er einmal an einem Tag keine Beschwerden hat, ist er so hypochondrisch, daß er sich wenigstens noch einbildet, krank zu sein. Sein schwacher Geist und sein schlechtes Erinnerungsvermögen sind ebenso ausgeprägt wie bei seinem Vater. Je mehr Herr Nitri acidum versucht, an eine Sache zu denken, um so weniger kann er sich darauf besinnen. So ist er verzagt, nervös und hoffnungslos, kümmert sich nicht um seine Arbeit und glaubt, bald sterben zu müssen, obwohl er nicht krank ist.

Argentum nitricum ist immer müde, so wie nach einem langen Marsch. Seine Glieder kommen ihm wie gelähmt vor. Wenn er im Wagen fährt, hat er solche Herzbeschwerden, daß er glaubt, aussteigen zu müssen, um beim schnellen Laufen Erleichterung zu finden. Auch seine Mutter fühlt sich beim Wagenfahren schlechter, tatsächlich geht es ihr aber bei jeder Bewegung schlechter. Sein Vater fühlt sich besser beim Wagenfahren, schlechter beim Gehen. Er ist genauso müde wie sein Sohn. Argentum nitricum ist schläfrig — genau wie seine Mutter —, kann aber wegen seines Hautjuckens nicht schlafen.

Argentum nitricum hat keinen Appetit und ist schnell satt. Seine Mutter, Argentum metallicum, hat immer Hunger, selbst wenn ihr Magen voll ist. Sein Vater, Nitri acidum, dagegen ist sehr hungrig, jedoch schnell satt.

Argentum nitricum hat Nervenschmerzen, nicht besonders heftig, aber fast überall. Er bildet in dieser Hinsicht das Gegenteil zu seinem Vater, der sehr schmerzempfindlich von jeder leichten Verletzung großes Aufhebens macht. Die meisten Beschwerden hat Argentum nitricum auf der linken Seite; seine Mutter hat Beschwerden auf beiden Seiten, oder sie beginnen auf der einen und gehen dann auf die andere Seite über. Die Beschwerden des Vaters können auch auf jeder Seite auftreten oder rechts beginnen und dann nach links wandern.

Argentum nitricum verlangt sehr viel frische, kühle Luft und fühlt sich dabei auch besser. Er wird unruhig bei geschlossenem Fenster. Sein Vater mag die frische Luft überhaupt nicht, er fühlt sich dann sehr schlecht. Argentum nitricum geht es morgens und nachts schlechter, seinem Vater morgens, abends und nachts. Argentum nitricum hat viel Herzklopfen und Atemnot. Das stammt von seiner Mutter; ihr Herz zuckt oft oder setzt aus, zittert, klopft oder verursacht sonstige Beschwerden.

Sie sind eine weinerliche Familie. Argentum nitricum weint aus Verzweiflung über seinen physischen Zustand, seine Mutter kann lange Zeit über Kleinigkeiten weinen, und sein Vater weint heftig, weil er mit sich selbst unzufrieden ist.

16

Calcarea phosphorica

Vor langen Jahren heiratete Herr Phosphor das Fräulein Calcarea, und sie hatten einen Knaben, den sie zuhause Calcarea phosphorica nannten. Er war groß und dünn wie sein Vater, hatte helle braune Haare und die helle Haut seiner Eltern. Im allgemeinen schlug Calcarea phosphorica seiner Mutter nach. Er entwickelte sich noch langsamer als sie; hatte wie sie große, offene Fontanellen, die sich, als sie sich geschlossen hatten, wieder öffneten, was bei ihr nicht der Fall war. Die Schädelknochen waren weich und dünn. Die Mutter war als Baby groß und dick; das konnte ihre krummen Beine entschuldigen, doch hatte auch Calcarea phosphorica, das kleine abgezehrte Bürschlein, ebensolche verbogenen Beine. Ihre Wirbelsäule war deutlich verkrümmt, seine auch. Man sollte annehmen, daß Knochen, die sich so leicht verbiegen, niemals brechen, aber Calcarea phosphorica brach sich öfters mal einen Knochen, und dann schien es, als würde dieser nie wieder zusammenwachsen.

Er zahnte langsam und hatte dabei viel Schmerzen, dann wurden die Zähne bald schlecht, genau wie bei der Mutter, doch auch beim Vater verfielen sie rasch.

Er war ein mürrischer, verdrießlicher Jüngling, dumm und vergeßlich wie seine Mutter. Er konnte niemals auch nur den geringsten Kummer, Enttäuschung oder Ärger vertragen; das alles machte ihn krank. Auch sein Onkel, Phosphoricum acidum, war etwas lebensuntüchtig. Er war ein alter mürrischer Junggeselle, der in seiner Jugend einmal Liebeskummer gehabt hatte und seither faul und zu allem untauglich war. Calcarea phosphorica ähnelte ihm in dieser Hinsicht; er wollte auch niemals das tun, was er sollte. Diese Faulheit hatte er wohl von seiner Mutter geerbt, die nämlich dick und faul ist.

Man sollte es nicht für möglich halten, daß solch ein dummer Kerl wie Calcarea phosphorica sich jemals geistig überanstrengen würde. Doch so war es. Das hatte er vielleicht von seinem brillanten Vater geerbt, bei dem der Einfluß des Stadtlebens diese Entwicklung begünstigt hatte.

Um 4 Uhr nachmittags ist Calcarea phosphorica hungrig; er mag gern Salz, Fleisch oder Kartoffeln. Er bevorzugt kräftige Nahrung, da sich nach Leckereien wie Obst oder Eiscreme Koliken einstellen, auch Durchfall und Erbrechen. Es ist merkwürdig, daß Eiscreme bei ihm Koliken hervorruft, da Vater und Mutter Eiscreme sehr gerne haben und gut vertragen; keiner von ihnen mag Fleisch.

Calcarea phosphorica hat ebenso wie seine Mutter gelegentlich drückende Stirnkopfschmerzen, nur sind sie bei ihm nicht annähernd so schlimm wie bei ihr; ihre betäuben sie fast. Durch geistige Beschäftigung sind die Kopfschmerzen leichter zu ertragen, aber nur, wenn er nicht an die Schmerzen denkt, sonst geht es ihm schlechter. Die Kopfschmerzen seiner Mutter werden schlimmer durch geistige Anstrengung; der Vater bekommt bei geistiger Arbeit schreckliches Kopfweh.

Calcarea phosphorica liebt, seit er an Rheumatismus leidet, warmes Wetter. Er ist vom Herbst bis zum Frühjahr damit belastet, wahrscheinlich wegen des unbeständigen Wetters. Auch Schneeschmelze und Ostwinde — wie überhaupt Winterwetter — verträgt er schlecht. Auch seine Mutter ist auf kalte und feuchte Luft empfindlich. Von ihr erbte er Hornhautgeschwüre, die Neigung zu chronischen Katarrhen und Ekzemen; von beiden Eltern hat er die leicht blutenden Nasenpolypen mitbekommen.

Calcarea phosphorica klagt über Taubheitsempfindungen an vielen Stellen: Zunge, Bauchdecke, Kreuz, Arme, Gesäß, Rücken und untere Extremitäten. Das hat er von seinem Vater, bei dem sich das Taubheitsgefühl bis zur Lähmung steigerte. Von beiden Eltern, besonders aber von der Mutter — weniger von seinem Vater —, hat er die Neigung zu brennenden Schmerzen. Alles brennt: Magen, Bauch und After, die Harnröhre während und nach dem Wasserlassen. Ebenso wie seine Mutter ist Calcarea phosphorica skrofulös, gichtig und rachitisch.

Calcarea phosphorica steckt voller Rheumatismus, rheumatischer Schmerzen, Steifigkeit im Nacken, Hexenschuß. Alles verschlimmert sich durch Bewegung; ferner Schmerzen im Oberarm, im Gesäß, in den unteren Extremitäten, in den Gelenken; das alles verschlimmert sich, wenn er naß wird und bei kaltem stürmischem Wetter. Seine Eltern waren sykotisch. Ist es verwunderlich, daß er an Rheuma leidet? Er neigt zu Analfisteln, hat hervortretende Hämorrhoiden, die weh tun und wund sind, bluten und gelben Schleim absondern. Das plagt seine Eltern auch sehr. Beim Vater bluten die Hämorrhoiden dazu viel mehr als bei Mutter und Sohn.

Tagsüber ist Calcarea phosphorica schläfrig, sein Schlaf vor Mitternacht aber ist gestört. Er träumt lebhaft, fährt aus dem Schlaf hoch, wie nach einem Schreck, schreit im Schlaf auf und wird morgens schlecht munter. Das kann seine Mutter nicht begreifen, da sie selbst von 3 Uhr morgens an wach im Bett liegt. Der Vater versteht ihn; sein Schlaf ist auch so ruhelos und voller lebhafter Träume, auch er fühlt sich morgens unausgeschlafen und ist den ganzen Tag über schläfrig. Letzteres gilt eigentlich auch für die Mutter, wenn auch nicht in so ausgeprägtem Maße wie für Vater und Sohn.

Calcarea sulfurica

Calcarea sulfurica war blaß, kränklich, kachektisch, hatte das Gesicht voller Pickel und klagte über allerhand Beschwerden. Hatte er sich einen Finger gequetscht, so entwickelte sich trotz aller Behandlung ein Panaritium.

Calcarea sulfurica zählt ebenfalls zu *Schüsslers* Freunden. Die Umstände nötigten Fräulein Calcarea, Herrn Sulfur zu folgen. Schließlich kam sie auf den Gedanken, daß sie ihn auch ebenso gut heiraten könnte. Bald darauf erblickte Calcarea sulfurica das Licht der Welt.

Bei beiden Elternteilen neigen auch kleine Wunden stets zur Eiterung, und so überrascht es nicht, daß auch der arme Calcarea sulfurica immer an Nageleiterungen, Beulen, Abszessen zu leiden hatte bzw. Pickel und Ausschläge auftraten. Als sich Calcarea sulfurica einmal gestoßen hatte, begann diese Stelle zu eitern; quetschte er sich den Finger, zog sich Eiter zusammen; verletzte er sich durch einen Splitter, so vereiterte diese Stelle sofort; kleine Risse, Verbrennungen, Frostbeulen heilten nicht, sondern eiterten. Alles eitert! Ein Arzt sagte einmal, dieser Zustand rühre von einer Blutarmut her, ein anderer meinte, es komme von zuviel Blut; die alten schlauen Damen aber behaupten: Alles kommt vom unreinen Blut! Enthüllt seine Geschichte nicht, woher seine Krankheit stammt? Als Baby hatte Calcarea sulfurica Ausschläge auf der ganzen Kopfhaut, wie auch seine Eltern, als sie klein waren. Die Schuppen waren gelb und wurden rein örtlich behandelt. Aber bald nachdem die Ausschläge verschwunden waren, wurden die Augen trüb und rot, und Calcarea sulfurica litt an Koliken. Es zeigten sich tiefe Hornhautgeschwüre, und die Augen sonderten dicken, gelben Eiter ab. Die Mutter sagte, das Baby habe seine wunden Augen vom Vater. Der Vater dagegen zeigte auf die Narben in der mütterlichen Hornhaut und erklärte damit den Ursprung der Krankheit. Genau wie bei Calcarea und Sulfur behandelte man diese Ophthalmie mit „Augenwasser und Salbe".

Als das überstanden war, trat eine dicke, gelbe, klebrige, manchmal mit Blut vermischte, schleimige Absonderung aus der Nase auf. Dazu gesellte sich ein gelbgrüner Schleim aus dem Retronasalraum. Auch dieser Katarrh war dem seiner Mutter ähnlich. Aber noch bevor der Katarrh ganz weg war, bekam er unglücklicherweise einen Schlag auf das Ohr, und sofort eiterte es wieder. Möglich, daß er dieses Ohrenleiden auch ohne diesen Schlag bekommen hätte, denn auch seine Eltern litten früher an Otitis. Auch hier wurde er wieder mit „Mitteln gegen den Katarrh und Ohrspülungen" behandelt.

Calcarea sulfurica ist ebenso hungrig wie sein Vater, mag jedoch wie die Mutter auch kein Fleisch. Er ißt gern grüne, saure Gemüse und Obst. Wie eine perfekte Großmutter liebt er Tee, dazu noch Wein wie Vater und Mutter.

Die Muskeln seiner Mutter waren kraftlos, seine auch. Er ist immer müde, klagt über körperliche Schwäche und möchte sich gerne hinlegen; Herr Sulfur sagt, sie sollten eigentlich mehr Fleisch essen. Genau wie der Vater ist er tagsüber schläfrig und nachts schlaflos. Calcarea sulfurica verlangt nach frischer und sogar kalter Luft und hält sich gern draußen im Freien auf. Sein Vater will Türen und Fenster wegen der frischen Luft offen haben, bleibt aber gern im Haus. Beim Baden friert Calcarea sulfurica, er bekommt Schmerzen in den Knien, Lungen und Schnupfen; sein Vater will überhaupt nicht gerne baden.

Calcarea sulfurica neigt ausgesprochen zu Eiterungen: eiterige Absonderungen aus Nase, Augen, Ohren, aus dem Rektum und der Harnröhre. Aus dem geringsten Anlaß heraus entwickeln sich überall Abszesse und oft Geschwüre, die viel dicken und gelben Eiter absondern. Ist es verwunderlich, daß auch er, wie seine Mutter, hüftleidend ist und vereiterte Drüsen hat? Bei Calcarea sulfurica wurde viel falsch gemacht, und er selbst sündigte auch. Wieso heiraten gerade zwei solch ausgeprägt psorische Persönlichkeiten und vererben ihre Krankheiten späteren Generationen? Und warum ließ man nicht die Krankheiten ausheilen, anstatt stets nur deren Symptome zu unterdrücken?

So wurde vieles bei Calcarea sulfurica versäumt, daß er jedoch später eine Syphilis und eine Gonorrhoe bekam, daran waren ja nun seine Eltern nicht schuld. Die Behandlung unterdrückte ebenfalls wieder nur die Krankheit. Und so finden wir nun im Alter als Folge lebenslanger Verdrängung der Symptome seiner ererbten und erworbenen Erkrankungen ein kachektisches Individuum mit chronischem Husten, Zeiten erschwerter Atmung, Brustschmerzen, hektischem Fieber, Verstopfung und rotem Urin. Die Erkrankung, die sich immer an der Oberfläche des Körpers zeigen wollte, wurde unterdrückt und befiel schließlich die vitalen Organe. Man kann nicht sagen, dies oder das ist die Ursache; es ist eine alte, alte Geschichte, die sich in vielfältigen Variationen beständig wiederholt; es ist die ewige Geschichte von Sünde und Ignoranz, die beide zum Schaden der Menschheit Hand in Hand arbeiten. Ihre Arbeit gleicht einem Spinngewebe, in dem sich die Menschheit verfängt, und das sich immer mehr zusammenzieht. Der Homöopathie aber ist es gegeben, die Menschheit aus diesem Spinnennetz der Krankheit, das Sünde und Ignoranz gewoben haben, zu befreien. Nur der Homöopath kann den Faden finden, aufnehmen, ihm folgen, ohne ihn aus den Augen zu verlieren oder abreißen zu lassen, bis er an den Anfang kommt, und der Gefangene befreit werden kann. Das ist eine schwierige Aufgabe, sie erfordert endlose Geduld und Ausdauer.

Können wir uns an diese Aufgabe wagen?

Aber andererseits: Dürfen wir dieser Aufgabe ausweichen?

Weihnachten bei der Crocus-Familie

Diesmal wollten Herr und Frau Crocus Weihnachten auf eine ganz besondere Art feiern. An sich sind sie Leute rascher Entschlüsse, aber verwerfen auch schnell wieder ihre Entscheidungen, so daß es an ein Wunder grenzt, daß diese Weihnachtsfeier überhaupt zustande kam. Bei der Planung griff Herr Crocus zu Bleistift und Papier, um alles aufzuschreiben, aber da hatte er es schon wieder vergessen. Daraufhin wurde er depressiv; er war sich sicher, daß er nicht länger für das Geschäftsleben tauge, und er meinte, sterben zu müssen. Frau Crocus ärgerte sich sehr über ihn, doch als sie ihn gerade wegen seines Unsinns schelten wollte, war ihr Ärger plötzlich verflogen. Als sie aber feststellte, daß sie nicht mehr auf ihn böse war, wurde sie über sich selbst wütend, daß sie so willensschwach und ihr Ärger nicht von Dauer war. Die jungen Crocusse waren herzige, fröhliche, kleine Wesen, voller Ausgelassenheit und Gelächter, aber ihre Laune wechselte so oft, daß ihre Stimmung völlig unberechenbar war.

Herr und Frau Crocus wollten keinen Weihnachtsbaum aufstellen, und da sie sich ja nie schlüssig werden konnten, hätte es auch viel zu viel Zeit und Geld gekostet, irgendwelche Geschenke auszusuchen. Und so unterblieb das auch.

Als die kleinen Crocusse aber hörten, daß es keinen Weihnachtsbaum geben sollte, waren sie tief bekümmert — ein sorgenvolles, verängstigtes kleines Völkchen; doch als ihre Eltern ihnen sagten, daß sie statt dessen eine Party geben würden, freuten sie sich, sprangen herum, lachten, pfiffen, sangen und wollten die ganze Welt umarmen. Sie konnten den Weihnachtsabend kaum erwarten, doch schließlich war es soweit, und es kamen die Gäste. Großvater Crocus war Kriegsveteran; seine alten Wunden, die schon seit Jahren gut verheilt waren, brachen wieder auf, eiterten und taten sehr weh. Schließlich ist ja Großvater auch nicht mehr der jüngste; seine Knie geben beim Stehen nach, und wenn er sich bückt, kracht es in seinen Kniegelenken. Je mehr er geht, desto beschwerlicher wird es für ihn. — Staphisagria war in demselben Gefecht, in dem Großvater verwundet worden war, von einem Schwertstreich getroffen worden; nun war auch er alt, steif und schwach, aber man hatte ihn Großvater zuliebe eingeladen.

Für diesen Abend hatte man ein kleines, entzückendes Unterhaltungsprogramm geplant; es ging fröhlich her, und die Crocusse waren lustig und machten allerhand Späße.

Fräulein Arum triphyllum, die man gebeten hatte, ein Solo zu singen, begann mit viel Gottvertrauen, doch setzte ihre Stimme bald aus, und sie mußte aufhören. Aber da die Crocusse von der ersten Note an mitgesungen hatten, sangen sie nun ohne Fräulein Arum triphyllum im Chor weiter, und so endete das Solo trotzdem recht fröhlich.

Fräulein Agaricus wunderte sich über Fräulein Arum triphyllum, denn sie hätte, so meinte sie, es sich doch denken können, daß sie mit ihrer überanstrengten Stimme nicht durchhalten kann. Sie selbst hatte aus diesem Grunde nicht gesungen. Nach dem Gesang unterhielt Fräulein Cicuta die Gesellschaft mit einem so grotesken Phantasietanz, der wie ein Tanz aus der Zeit der Ureinwohner aussah. Während dieses Tanzes konnten die Tarentula-Schwestern ihre Hände, Kopf und Füße nicht stillhalten; Musik erregte sie jedesmal so, daß sie auch jetzt noch, bevor der Tanz zu Ende war, aufsprangen und wild nach eigenen Vorstellungen tanzten. Und so sprangen auch alle übrigen Crocusse und Gäste, die tanzen konnten, auf, und mit viel Musik und Gelächter tanzten alle miteinander. Als sie vom Tanzen müde waren, schlug Veratrum eines der altmodischen Kußspiele vor. Die Crocusse, die gerade so gerne küßten, wie sie sangen und tanzten, wollten gleich mitmachen, doch Fräulein Agaricus, die sehr korrekt war, protestierte gegen die allgemeine Küsserei, denn sie hielt sie für unhygienisch und meinte, es dürften nur Handküsse gegeben werden. Schließlich einigte man sich; die Korrekten bekamen ihre Handküsse, und die anderen hielten sich an die gute, alte Sitte. Das Spiel begann und alles ging gut, bis plötzlich jemand aus Versehen Fräulein Anacardium auf die Wange küßte, worüber diese sich so furchtbar ärgerte, daß sie zu jedermanns Erschrecken einen gewaltigen Fluch ausstieß. Daraufhin hörte das Spiel auf.

Frau Crocus merkte eben dann, daß sie eigentlich recht durstig war, und so brachte sie etwas Kaltes zum Trinken und gab es den jungen Leuten, die um das Feuer herum saßen. Sie unterhielten sich, und Herr Belladonna sagte plötzlich, er sehe einen Geist im Feuer. Den sah keiner von den anderen. Doch als einige der vor dem Feuer Sitzenden anfingen, von Geistern zu reden, erzählte jeder seine eigene Geschichte. Irgend jemand fragte, wann denn eigentlich Geister zu erscheinen pflegen. Arsenicum sagte, sie kommen zu jeder Zeit, tagsüber und auch nachts. Dulcamara und auch Zincum aber meinten, sie kämen nur beim Aufwachen; doch Lachesis, Sulfur, Calcarea und Bryonia stimmten Arsenicum zu und erklärten, Geister kämen zu jeder Zeit, wenn man nur seine Augen schließe. Aurum behauptete, sie schweben immer in der Luft. Pulsatilla und Arnica sagten bestimmt, sie kommen nur in Träumen vor. Crotalus cascavella erzählte dann von einem Todesgeist, den er einmal gesehen hatte; er hätte wie ein großes, schwarzes Skelett ausgesehen.

Frau Crocus war müde, sah, daß niemand mehr aß und trank und man sich nicht mehr so gut unterhielt und schickte daher alle in ihre Betten.

Sie gingen zwar brav zu Bett, konnten aber nicht schlafen. Lachesis, Pulsatilla, Nux vomica und Sulfur waren noch so aufgeregt, daß ihre Gedanken sie wachhielten, und als Pulsatilla und Sulfur schließlich doch einschliefen, träumten sie von Geistern.

Lachesis erwachte aus dem ersten Schlaf und hatte das Gefühl, sie müsse ersticken. — Nachdem alle schließlich friedlich eingeschlafen waren, wurden sie von irgend etwas geweckt. War dies der Engelchor des ersten Weihnachtsmorgens? Oder nur Gemurmel? Doch als sie wach genug waren, merkten sie, daß die Crocusse im Schlaf sangen und Belladonna und Phosphoricum acidum in den Gesang einstimmten. Arsenicum und Sulfur lagen im gleichen Bett, doch Sulfur stieß immer die Decke weg, so daß es Arsenicum ziemlich kühl wurde.

Unruhig wie Arsenicum war, hielt er es im Bett nicht länger aus, stand auf und setzte sich eine Weile in einen Sessel. Als ihm aber das auch nicht gut tat, krabbelte er zu Nux vomica ins Bett, den er fest eingehüllt vorfand. Arsenicum war aber so unruhig, daß Nux vomica bald gänzlich aufgedeckt dalag. Deshalb beschimpfte Nux vomica ihn und sagte, es gebe keinen Grund, andere zu wecken, wenn man selbst nicht schlafen kann. Da ging Arsenicum wieder, setzte sich in seinen Stuhl, und als er müde genug war, stieg er wieder zurück ins Bett zu Sulfur.

Es war am nächsten Morgen schwierig, alle zum Frühstück aus den Betten zu bekommen. Nux vomica und Sulfur wollten sich unbedingt noch einmal umdrehen und ein Nickerchen machen. Pulsatilla war so müde; sie meinte, sie habe überhaupt nicht geschlafen; nur wußte sie aus Erfahrung, daß sie immer müder wird, je länger sie im Bett liegt, und deshalb erhob sie sich sofort.

Als schließlich alle aufgestanden waren, klagte der älteste Crocusjunge über akute, ziehende Schmerzen im rechten Augapfel; sie traten plötzlich auf, und ebenso plötzlich sah er nichts mehr auf diesem Auge. Es begann in der Mitte und breitete sich schnell aus, bis alles dunkel war. Die Pupille war weit geöffnet, und er hatte das Gefühl, als bliese ihm kalte Luft in die Augen. Ursprünglich wollte man nach dem Frühstück in den Wald gehen, um Tannenzweige zur Dekoration zu holen, doch wollten alle bei dem erblindeten Crocus bleiben. Der blinde Crocus aber winkte ab, sie sollten nur ohne ihn gehen, er würde bei Staphisagria und Großvater Crocus bleiben und ihren Erzählungen aus früheren Zeiten zuhören.

Schließlich waren alle in den Wald gegangen. Frau Crocus hastete umher, räumte das Haus wieder auf, aber noch ehe sie fertig war, sah sie eine ihrer Töchter, so schnell sie laufen konnte, auf das Haus zurennen. Das Kind kam eilends ins Zimmer herein, fiel der Mutter zu Füßen und wurde ohnmächtig. Frau Crocus versuchte, sie wieder zu erwecken, sie küßte und liebkoste das Mädchen, dann schrie sie und schimpfte, und schließlich hatte sie das hysterische Mädchen soweit, daß es auf ihre Fragen antworten konnte.

Da sagte die Tochter zu ihrer Mutter etwas ganz Schreckliches: Sie habe einen Frosch verschluckt, sie wisse nicht wann, aber jetzt fühle sie ihn im Bauch herumspringen. Im ersten Augenblick war Frau Crocus wütend, daß ihre Tochter darüber solches Aufhebens machte. Dann aber wurde sie sehr besorgt, ob nicht noch ein weiteres Familienmitglied dieses Gefühl von irgend etwas Hopsendem beinahe überall im Innern habe.

Sie konnte aber nicht lange darüber nachdenken, denn nun kam die ganze Gesellschaft mit dem Weihnachtsgrün ins Haus zurück. Agaricus und Crocus, die sich schon vor längerer Zeit die Füße erfroren und seitdem Frostbeulen hatten, klagten über ihre kribbelnden Zehen.

26

Nachdem die Zimmer mit Tannengrün geschmückt worden waren, machten die Crocusjungen, die immer gern an frischer Luft sein wollten, den Vorschlag, Fußball zu spielen. Dabei lagen sie schließlich einmal alle auf einem Haufen über dem Ball, und als sie wieder hervorgekrochen waren, bluteten Platinum, Belladonna und die Crocusjungen aus der Nase. Das Blut von Platinum war dunkel und geronnen, das von Belladonna hellrot und heiß, und das Blut der Crocusjungen tropfte in dunklen Streifen herab. Sie lachten aber und taten so, als ob sie es nicht merkten. Doch, trotzdem sie sich verstellten, trat kalter Schweiß in großen Tropfen auf ihre Stirn, und sie wurden ohnmächtig. Während Frau Crocus sich um ihre Jungen bemühte, bemerkte sie, daß sie sich ständig kratzten, bald hier, bald dort, bald überall, und als sie nachsah, beobachtete sie, daß ihre Haut scharlachrot war. Schnelle Entscheidungen waren Frau Crocus' starke Seite, auch wenn sie manchmal genötigt war, es sich sofort wieder anders zu überlegen; so schickte sie ihre Jungen ins Bett, den Mann mit den Gästen nach Hause und rief den Doktor an, in der Hoffnung, daß nicht gerade ihre Weihnachtsfeier den Ausgangspunkt einer Scharlachepidemie bilden werde.

Conium maculatum

Die Familie Conium hatte Probleme. Der Großvater Conium war einer der alten Raucher, die immer mit einer Pfeife im Munde angetroffen werden, ob sie rauchen oder nicht. Der Druck dieser Pfeife auf die Lippe hatte dort ein Karzinom verursacht. Großmutter Conium's Verstand ließ immer mehr nach, sie war verdrießlich und regte sich bei Kleinigkeiten leicht auf. Die beiden alten Leute sah man niemals miteinander streiten, doch hatten beide verdächtige Ekchymosis-Flecken. Sie konnten sich nicht mehr selbst gegenseitig versorgen, deshalb nahm Herr Conium sie zu sich ins Haus, damit seine Frau sich um sie kümmern konnte.

Herr Conium verträgt keinen Tropfen Alkohol, er wird gleich betrunken. Eines Abends, kurz nachdem er seine Eltern nach Hause gebracht hatte, ging er mit einigen Freunden aus und trank dabei nur ein klein wenig Wein. Als er aber davon schwankend heimkehrte, fiel er hin und schlug mit dem Rücken gegen den Rinnstein. Seit jener Nacht spürt er beim Lachen oder Niesen im unteren Rückenabschnitt einen scharfen Schmerz und manchmal auch ein Kribbeln in der Wirbelsäule, als ob alles eingeschlafen wäre. Hände und Füße werden oft taub, Aufregungen oder auch ein kleiner Spaziergang erschöpfen ihn sehr. Als Folge dieses Falles wird Herr Conium wohl allmählich gelähmt werden.

Einer der Conium-Jungen verletzte sich beim Basketballspielen am Auge und mußte danach im dunklen Zimmer bleiben. Das Auge war etwas rot, und der geringste Lichtschein bereitete starke Schmerzen. Nachts tat das Auge sogar in der Dunkelheit so weh, daß er davon aus dem Schlaf erwachte.

Frau Conium hatte ein sehr marastisches Kind. Das Baby war blaß, kränklich aussehend, mit gierigem Appetit, vergrößerten Mesenterial- und verhärteten Halslymphknoten und geblähtem Abdomen; besonders nach Milchgenuß hatte es saures Aufstoßen, das sich nachts verschlimmerte. Frau Conium konnte ihrem kleinen Kind nicht helfen. Vielleicht hätte es gerettet werden können, wenn sie ihre Freundin und Mitarbeiterin Frau Baryta muriatica geholt hätte. Frau Baryta muriatica vollendet oft das, was Frau Conium begonnen hat. Frau Conium nahm sich den Tod ihres Babys sehr zu Herzen. Sie war deprimiert, wollte nicht allein sein, legte jedoch auch keinen Wert auf die Anwesenheit von Fremden; sie wanderte wie im Halbschlaf umher. Sie verlor den Appetit, und ihre Haare fielen aus. Sie wurde vergeßlich und konnte sich schlecht erinnern. Es wird wohl eine lange Zeit brauchen, bis Frau Conium sich vom Schock über den Tod ihres Babys erholt hat.

Eines Tages, als sie auf ihr Hydrozephalus-Kind aufpaßte, trat dieses sie zufällig gegen die Brust. Sie dachte nicht lange darüber nach, aber bald darauf bemerkte sie eine Verhärtung an der Stelle des Stoßes. Mit der Zeit nahm die Verhärtung langsam an Größe und Härte zu, bis die gesamte Drüse davon befallen war. Die Geschwulst war so hart wie Knorpel, unbeweglich und schmerzhaft. Die Schmerzen waren brennend, scharf, schießend, durchbohrend und verschlimmerten sich nachts. Die Brustwarze war eingezogen, und die axillaren Lymphknoten vergrößerten sich und schmerzten. Sie verlor an Lebenswärme, fror, und wollte in der Sonne sitzen; sie fühlte sich schlechter bei kalter Witterung und Schneeluft. Der Appetit war schlecht, sie verlangte nach Kaffee, Salz und sauren Dingen. Tagsüber war sie schläfrig und lag abends bis Mitternacht wach. Sobald sie ihre Augen zum Schlafen schloß, schwitzte sie am ganzen Körper, besonders aber am Kopf und den oberen Körperpartien. Für die Conium-Familie scheint Schlaf wenig sinnvoll zu sein, da sie in ihre Verschlimmerung hineinschläft. Schmerzen, Angst und Schreck, Schweiß oder Träume stören oft ihren Schlaf oder wecken sie auf.

Eine der Töchter von Frau Conium kehrte von der Schule heim. Sie war für die Prüfung mit lauter Wissen vollgestopft worden, was ihre Nerven überfordert hatte. Sie ist nun im höchsten Maße hysterisch, lacht und schreit und fällt manchmal sogar in hysterische Krämpfe.

Conium und Krebs

Am 8. November 1908 konsultierte mich Fräulein Ella zum ersten Mal. Sie berichtete: Der Vater starb an Auszehrung; er hatte jahrelang Asthma und war zuletzt darmkrank.

Mit 11 Jahren hatte sie Ohrabszesse, mit 16 Paronychien an allen Fingern nacheinander, gefolgt von einem Abszeß unterhalb des Knies.

Bevor sie erkrankte, war sie heiter, fröhlich, arbeitsam und liebte das Leben an frischer Luft; sie war ein sehr sympathischer Mensch. Insgesamt 7 Jahre pflegte sie eine Freundin, die Krebs in beiden Brüsten hatte; sie war nicht mit ihr verwandt.

Vor 2 Jahren versorgte sie ihre Schwester, bis diese plötzlich und unerwartet starb. Der Schock war so groß, daß sie danach ganz verwirrt umherirrte, nichts aß und 4 Tage lang nicht schlief.

Kurz nach dem Tode der Schwester fielen ihr die Haare aus und zwar so sehr, daß sie 2 Monate nach dem Tode ihrer Schwester eines Morgens aufwachte und alle ihre Haare auf dem Kopfkissen lagen. Sie traute ihren Augen nicht, als sie in den Spiegel sah; sie hatte keine Haare mehr auf dem Kopf, keine Augenbrauen, keine Wimpern — am ganzen Körper kein einziges Haar mehr. Mit Hilfe von Petroleum-Shampoo und elektrischer Behandlung wuchsen zuerst wieder weiße Kopfhaare, die später braun wurden. Es blieben einige kahle Stellen, die sehr schmerzhaft waren.

Im Dezember 1906 schlug ihr ein großer, schwerer Feuerhaken gegen die rechte Brust, — eine Phenol-Sodaverbindung nahm den ersten Wundschmerz. Die Gegend um die Warze herum wurde hart und schwoll geringfügig an, schließlich verhärtete sich die gesamte Drüse und fühlte sich hart wie Knorpel an. Die Brustwarze war eingezogen und die ganze Umgebung abgeflacht. Die Haut über der Drüse war mit mehr als deren halber Oberfläche unverschieblich fest verbacken und sehr berührungsempfindlich. Sie klagte über brennende Schmerzen, die nach der Schulter hinzogen. Der Warzenhof war rot, etwas schuppig, wund und juckte etwas; sie spürte außerdem ein Ziehen vom Schulterblatt her, als wäre die Brust daran befestigt. Aus der Warze sonderte sich eine blutige, gelbwäßrige Flüssigkeit ab. Die Gegend um die Warze herum war geschwollen. Es wurde eine Auflage mit Antiphlogistine gemacht, die Brustwarze zog sich ein, die Achsellymphknoten schwollen und schmerzten.

Seit 5 oder 6 Monaten bestehen nun Hitzeanwallungen: erst steigt die Hitze den Rücken hinauf bis zum Kopf, dann wieder schaudert es die Patientin. Sie möchte gern an der frischen Luft sein.

Sie hat Schmerzen in den Füßen, die die Beine hinaufziehen. Durch Krämpfe verkrallen sich ihre Zehen nach unten, und in der Wade verkrampft sich die Muskulatur zu einem dicken Kloß. Wegen der Schmerzen ist sie ganz verwirrt, sie weiß nicht einmal mehr, wo die beiden kahlen Stellen am Kopf sind.

Seit einem Monat ist sie melancholisch, sie möchte nicht gern allein sein, hat aber auch keine Lust, in eine Gesellschaft zu gehen oder Leute zu treffen. So läßt sie ihre Arbeit liegen, geht nach oben zu ihrer Schwester und will nicht wieder herunterkommen, bis ihre Schwester mitkommt. Sie erinnert sich an alle alten, traurigen Dinge, die ihr im Leben passiert sind und grübelt darüber nach.

Sie schläft nachts schlecht, liegt lange wach, schläft erst gegen Morgen ein und erwacht dann müde. Tagsüber ist sie schläfrig.

Sie fürchtet sich vor dem Baden, aus Angst, sich zu erkälten; gewöhnlich badete sie früher immer kalt. Bei der geringsten Anstrengung schwitzt sie vom Kopf bis zur Taille. Sie mag kein kaltes Wetter, kann überhaupt keine Kälte ertragen. Sie klagt über ein Kältegefühl an den Schultern.

Alles ermüdet sie, sie hat großen Durst und kann nicht genug zu trinken bekommen. Sie verlangt nach Kaffee, der sie aufmuntert, und klagt über Verstopfung, schwierigen Stuhl, häufiges Wasserlassen und Auswurf von dunklen Klumpen.

Der rechte Schilddrüsenlappen ist oben vergrößert, sonst war er unten größer. Sie beklagt ein „Müdigkeitsgefühl" in der Brust.

Zur Behandlung bekam sie eine Dosis Conium XM.

Am 28. 3. 1909 war sie wieder bei mir und berichtete, daß alle ihre sonderbaren Gemütssymptome verschwunden seien. Sie hat keinerlei Schmerzen mehr. Die verhärtete Stelle ist kleiner geworden, beinahe 2,5 cm im Durchmesser. Anstatt eines harten Knotens hat sich die Geschwulst in viele kleine Knötchen aufgelöst; die Geschwulst ist weicher geworden und die Haut nicht mehr mit dem Tumor verbacken. Die starke Rötung des Warzenhofes, die Einziehung der Warze und der Areola ist nicht mehr vorhanden. Die Absonderung hat nahezu aufgehört, die vergrößerten Achsellymphknoten sind kleiner geworden und nicht mehr wund.

Die Brustdrüse selbst ist nicht mehr berührungsempfindlich und schmerzt nicht mehr.

Meine Damen und Herren! Ich habe Ihnen diesen Fall geschildert, um Ihnen zu zeigen, wie Conium wirken kann. Die Gemütssymptome sind verschwunden, Schmerzen und Wundsein haben nachgelassen, der Tumor ist kleiner geworden und hat sich zerteilt. Die Haut über dem Tumor wurde wieder verschieblich, die Warze ist nicht mehr eingezogen, Warze und Warzenhof sind nicht mehr rot. Es wird nur noch wenig aus der Warze abgesondert, und die Achselknoten sind auch kleiner geworden. Alles das sollte man im Verlauf der Kur erwarten.

Wird Conium diese Patientin ganz heilen können? Wenn nicht, welches Mittel könnte gut darauf folgen?

Besuch des Vaters „Homöopathie"
im Gefängnishospital des Feindes

Die Strahlen der untergehenden Sonne fielen auf die weißen Zelte, das Gefängnishospital des Feindes. Draußen an der frischen Luft ruhten die Chirurgen einen kleinen Augenblick aus, bis zum Abendessen gerufen wurde. Sie hatten den ganzen Tag über hart gearbeitet, und obwohl sie mit ihren Resultaten nicht zufrieden waren, meinten sie doch selbst, ihr Bestes getan zu haben.

Innen aber im Hospital lagen die Männer, litten an ihren Schmerzen, warfen sich umher, jammerten und sehnten sich nach Hause und nach ihren Freunden. Unter den müden Chirurgen tauchte plötzlich ein Fremder auf und bat um die Erlaubnis, seine Freunde im Hospital besuchen zu dürfen. Der Schimmer des ruhigen, wohlwollenden Gesichts überzeugte sie von seiner Güte und Lauterkeit. Als er ihnen seinen Kasten voller Flaschen, die alle Zucker enthielten, zeigte und sie um Erlaubnis fragte, seinen Freunden davon zu geben, lachten sie und sagten: „Gib' ihnen all Deinen Zucker, den Du mitgebracht hast, solange Du willst, wir haben nichts dagegen!" Und so konnte der Vater „Homöopathie" seine Freunde im Gefängnishospital des Feindes besuchen.

Als er am Eingang des Operationssaales stand, schmerzte sein Herz vor Mitleid über die vielen unnötigen Qualen und Schmerzen, die diese seine Freunde aushalten mußten. Auf einer Pritsche nahe seinen Füßen lag ein großer, robust aussehender Bursche und ertrug alle Schmerzen lautlos. Er war vor kurzem operiert worden, aber die Wunde entzündete sich, und er hatte hohes Fieber. Er war sehr nervös, meinte sicher, diese Schmerzen nicht aushalten zu können und daran sterben zu müssen. Dabei hielt er seinen Blick starr auf die Uhr gerichtet, um zu sehen, ob der Zeiger schon seiner Todesstunde nahe war. Er war ganz sicher, eine bestimmte Stunde nicht überleben zu können, warf sich umher und stöhnte, war reizbar und aufgebracht, voller Erregung und Furcht. Er konnte an nichts anderes als an seine Not und seinen Tod denken. Er freute sich nicht einmal mehr über Vater „Homöopathie's" Kommen, so groß war sein Schmerz und seine Todesnot. Wahrscheinlich wäre er auch gestorben, hätte nicht Vater „Homöopathie" Aconit erkannt und ihm ein kleines Zuckerkügelchen auf die Zunge gelegt und so die Entzündung, das Fieber und die Angst überwunden.

Auf der nächsten Bahre lag ein Mensch, dem erschien alles ganz gleichgültig, es regte ihn nichts mehr auf, er nahm alles hin, ohne über das, was er sah und hörte, nachzudenken — das aufgeregte Benehmen seines Nachbarn Aconit, hätte ihn angeekelt, wenn er nicht so schwerfällig gewesen wäre. Er schien keine Abwehrkräfte mehr zu haben. Seine Wunde sah zunächst gar nicht so gefährlich aus, aber es sickerte ständig dunkles Blut heraus, und die Chirurgen hatten große Mühe, diese Blutung zu stillen. Doch trotz aller Bemühungen heilte die Wunde nicht, sondern wurde schwarz und häutete sich. Sein Gesicht war bleich und kalt — wie kurz vor dem Tode; es sah aus, als würde er sterben, wenn er einschliefe, doch es war ihm alles gleichgültig, ob leben oder sterben. Vater „Homöopathie" rief Carbo vegetabilis zu Hilfe, und sein Zustand besserte sich sofort.

In den nächsten beiden Betten lagen Zwillinge. Und sogar Vater „Homöopathie" konnte kaum sagen, wer Hypericum und wer Ledum war. Wenn nicht sofort etwas unternommen würde, konnten beide eine Kiefersperre bekommen.

Ledum war mit dem Fuß in einen Dorn getreten, der sich bis auf den Knochen hineingebohrt hatte. Die Wunde fühlte sich kalt an und war entzündet — er selber hatte das Gefühl, als würde die Wunde gequetscht.

Hypericum war ebenfalls in einen Dorn getreten, nur hatte er sich dabei einen Nerv verletzt, und das tat schier unerträglich weh. Er hatte das Gefühl, als liefe der Schmerz das ganze Bein hoch, entlang der Wirbelsäule bis zum Kopf und dem Gesicht.

Gegenüber Carbo vegetabilis lag sein Vetter, Strontium carbonicum. Seine Wunde war so groß, daß man zunächst sehr viel operieren mußte, um überhaupt sein Leben zu retten. Vater „Homöopathie" fand ihn kalt und sehr schwach vor; er fror und wollte noch weiter zugedeckt werden; das Blut sickerte durch den Verband wie bei seinem Vetter Carbo vegetabilis, und sein Atem war beinahe ebenso kalt wie bei seinem Cousin.

Ein Stück weiter unten lag ein Mann mit einem verbundenen Auge. Vater „Homöopathie" war sich nicht sicher, ob es Staphi-

sagria oder Symphytum war; die Hornhaut war durch einen
Schlag verletzt worden. Man hatte Staphisagrias Bauch aufmachen
müssen; die Bauchwände sahen ungesund aus, und er klagte über
stechende Schmerzen. Als Vater „Homöopathie" das sah, wußte
er, daß er mit einigen Kügelchen den Granulationsprozeß anregen
konnte und gab sie ihm daher sofort.

Auch Phosphorus war im Operationssaal; Vater „Homöopathie" hatte schon befürchtet, ihn hier anzutreffen, denn er blutete
so leicht, daß selbst kleine Wunden bei ihm sehr stark bluteten.
Und auch wenn sie sich einmal geschlossen hatten, brachen sie
leicht wieder auf und bluteten von neuem. So lag er nun hier im
Operationssaal und war eben frisch operiert worden. Vom Chloro-
form war ihm noch ganz schlecht.

Er wollte gern kaltes Wasser trinken, aber er erbrach es gleich
wieder, sobald es im Magen warm geworden war. Die Krankenschwestern fürchteten eine Blutung, die sie aber doch nicht hätten
verhindern können. Sie waren daher überrascht und erfreut zu-
gleich, als Vater „Homöopathie" ein kleines Zuckerkügelchen auf
Phosphorus' Zunge legte und die Übelkeit verging.

Ein Stück weiter befand sich ein Mann mit einem gebrochenen
Bein; die Knochen wollten nicht zusammenheilen, so daß die
Chirurgen ihn demnächst operieren wollten. Er — Symphytum —
machte nicht viel Aufhebens von diesem Bruch, er beklagte sich
nur über den schmerzhaften Druck des Verbandes auf seine alte
Wunde am Knie. Außerdem tat ihm das Auge sehr weh, auf das
ein Messergriff gefallen war. Ein Pülverchen von Vater „Homöopathie" beruhigte den Schmerz, und ehe die Chirurgen Zeit zur
Operation gefunden hatten, war der Knochen verheilt.

Am unteren Ende des Zeltes lag ein Mann, der nicht unbedingt
im Operationssaal hätte sein müssen, obwohl er ursprünglich dorthin gehört hatte. Er war übel verwundet worden, doch die Chirurgen hatten trotz eifrigsten Suchens die Kugel nicht gefunden. Ein
paar Tage nach der Operation bekam er heftigen Schüttelfrost,
Fieber und mußte schwitzen. Die Temperatur stieg, und der Puls
jagte — viel schneller als es der Temperatur entsprach. Er war
überall wund, und es tat ihm alles weh; bei Bewegungen fühlte er
sich besser, er bewegte sich daher dauernd und sprach noch viel
schneller, als er sich bewegen konnte. Das Gesicht war blaß und

eingesunken, obwohl die Wangen rot und heiß waren. Er hatte fauligen Mundgeschmack, stinkenden Atem, eine braun belegte Zunge; der Puls war rasch, unregelmäßig, flatternd, und das Herz drohte zu versagen. Er glaubte, diese Person zu sein, wenn er auf der einen Seite lag und jene, wenn er sich auf die andere Seite drehte. Vater „Homöopathie" dachte, es wären Arnica, Baptisia oder Rhus tox. in einer Person, es war aber Pyrogen.

Neben Pyrogen lag ein anderer Bursche, der Fieber hatte. Arnica war genauso überall wund wie Pyrogen, und es tat ihm auch alles weh. Er war auch unruhig, bewegte sich, weil er das Bett als zu hart empfand, fühlte sich aber durch die Bewegung und auch beim Sprechen schlechter, sogar durch jegliches Geräusch. Er ließ aus Furcht, verletzt zu werden, niemanden an sich herankommen und wollte seine Ruhe haben. Er döste vor sich hin, versuchte zu sprechen, fiel dann aber wie benommen in einen tiefen Schlaf.

Die Sonne war hinter den fernen Bergen untergegangen; Mond und Sterne leuchteten am Abendhimmel, als Vater „Homöopathie" seinen Besuch im Operationssaal beendet hatte. Die Chirurgen, die zum Abendessen zurückkamen, wunderten sich über die Stille in den Zelten und fürchteten, der alte Mann habe wohl alle Verwundeten getötet. Doch als sie ins Zelt traten und alle so friedlich schlafen sahen, sagten sie: „Das ist ein Beweis der Herrschaft des Geistes über den Körper! Nur der Besuch eines Vertrauten hat diese heimwehkranken Burschen beruhigt. Was nur, wird der alte Mann ihnen erzählt haben?" Die Schwester aber, die den alten Mann beobachtet hatte, sagte, das sei alles dem homöopathischen Zucker zu verdanken! Und gerade in dem Augenblick, als die Chirurgen sich über diesen Einwand lustig machen wollten, rief die alte Eule im Baum nebenan: „Es ist wahr, es ist wahr!"

Ferrum phosphoricum

Ferrum phosphoricum wurde von *Schüssler* in die Gesellschaft eingeführt. *Schüssler* war nicht allzu wählerisch in seinen Freundschaften; es genügte ihm, wenn er eine kleine Vorstellung von ihnen hatte.

Die Gesellschaft hieß Ferrum phosphoricum, von einigen Ausnahmen abgesehen, freundlich willkommen, ohne Fragen zu stellen; nur einige ganz Konservative wollten ihn nicht akzeptieren, ohne etwas über sein Leben zu wissen — obwohl sie alte Bekannte seines Vaters und seiner Mutter waren. Wenn er in Gesellschaft kranker Menschen war und dabei gelegentlich sagte, so krank war ich auch einmal, so schrieben sie das auf, und so lernen wir seitdem langsam die Lebensgeschichte von Ferrum phosphoricum kennen, von der wir ja sonst so wenig wissen.

Um einen Menschen einigermaßen kennen zu lernen, sollte man über seine Gedanken, seine Merkmale, die Art, in der er sich äußert, seine Neigungen, insbesondere wonach er Verlangen hat, einigermaßen Bescheid wissen. Es gelang aber niemanden, sich mit Ferrum phosphoricum so anzufreunden, daß er seine Gedanken erraten, sein inneres Wesen erahnen konnte. Das liegt an Ferrum phosphoricum. Er wirkt fröhlich und unterhaltsam, aber er wird niemals seine innersten Gefühle und Gedanken preisgeben. Deshalb wird man ihn wohl kaum richtig kennenlernen.

Der große, schlanke Körperbau seiner Mutter, ihr intelligentes Gesicht und ihre mimosenhafte, empfindliche Natur verraten ihr besonderes Blut. Mutter Phosphorus gehörte zur psorischen Familie, deren Ursprung *Hahnemann* in direkter Linie bis auf *Moses* zurückführt. Der stolze, eingebildete, dunkelhaarige Vater streitet immer und errötet bei jeder Gelegenheit.

Mit der langen Ahnenreihe ist aber wohl stets das Übel einer langen Reihe von Erbsünde und Ignoranz verbunden, die dann einer unglücklichen Nachkommenschaft aufgebürdet werden! Somit war Ferrum phosphoricum als Kind sehr zart — keinesfalls ein robustes Kind.

Kurz nach der Geburt bekam er wunde Augen, sie waren stark gerötet und schmerzten sehr. Die Krankenschwester ließ ihn in einem dunklen Zimmer, bei hellem Licht schrie er. Die Haut war heiß und trocken. Nachts war er unruhig und fuhr bei jedem Geräusch hoch. Die Krankenschwester spülte die Augen, bevor sie vereiterten, dafür war ihr Mutter Phosphorus sehr dankbar, denn wunde Augen bei den mißratenen Kindern — auch Blindheit — waren häufig in der Familie der Mutter, und Herr Ferrum litt auch an Gerstenkörnern und schwachen Augen. Man wußte eigentlich nicht so recht, was sich daraus noch entwickeln würde.

Kaum waren die Augenentzündungen abgeheilt, zeigte sich, daß er keine Milch vertrug, und gleich nach dem Trinken wieder erbrach. Das hatte er von der Mutter, die nicht einmal Wasser 10—15 Minuten bei sich behalten konnte.

Das Erbrechen strengte das Baby so sehr an, daß man das Schlimmste befürchtete, aber der Vater meinte, er selbst habe sich auch die Hälfte seines Lebens übergeben, gleichgültig, ob er krank war oder nicht, und danach habe er sich immer besser gefühlt.

Die Krankenschwester wußte, daß ein Familienstreit sich stets verheerend auf Frau Phosphorus auswirkte und Herr Ferrum immer lange Zeit krank war, wenn er sich über etwas geärgert hatte. Sie beruhigte daher die Gemüter und sagte, das käme alles nur von dem Abszeß in der linken Brust der Mutter und gab dem Kind eine Flasche mit Kalkwasser, um die überschüssige Magensäure zu binden. Das Baby erholte sich auch darauf wieder, allerdings zeigte sich beim kleinsten Anlaß der Magen sofort von seiner schwächsten Seite.

Eines Tages sonderte die Nase etwas Schleim ab, in der folgenden Nacht mußte das Kind oft husten; es fieberte hoch, das Gesicht war gerötet, die Augen glänzten, der Puls war schnell und die Haut trocken, es rasselte auf der Brust vor lauter Schleim, auch der Hals schien voller Schleim zu sein. Es atmete kurz, als wenn ein tiefer Atemzug schmerzhaft wäre. Der Vater meinte, es sei ein Krupphusten, wie ihn die Mutter als Kind häufig gehabt hatte — doch die Mutter meinte, es sei Asthma, und es gäbe wohl kaum einen in der ganzen Ferrum-Familie, der jemals einen richtigen, tiefen Atemzug gemacht habe. Der allopathische Hausarzt diagnostizierte eine Bronchitis, und es war daher keine Frage, was er verordnete. Seitdem hatte Ferrum phosphoricum häufig Katarrhe, —

aber in der Nase, in der Eustachischen Röhre, auf der Brust, im Darm und wer weiß wo noch überall.

So war Ferrum phosphoricum bis zu seinem zweiten Sommer ein Sorgenkind wegen seines Magens. Er erbrach einfach immer: bei Schmerzen, beim Husten, vor und nach dem Essen, erwachte sogar davon in der Nacht; erbrach die Nahrung, Galle, manchmal auch Blut — dafür war er bekannt. Am schlimmsten aber war es, wenn das Kind sauer erbrach, eine so scharfe Säure, etwa wie der Dampf von Schwefelsäure, die die Zähne ganz stumpf machte.

Manchmal atmete das Kind nur mit dem Oberbauch — Abdominalatmung; das hatte er von beiden Elternteilen geerbt. Die Nachbarn meinten, es sei eine Lebererkrankung, rieben ihn mit Schmalz ein usw., aber er entwickelte sich eigentlich ohne weitere Beschwerden, bis die ersten Backenzähne kamen. Fieber stellte sich wieder ein, rotes Gesicht, heiße, trockene Haut, schneller Puls, beschleunigte Atmung, und er erbrach wieder alle Nahrung, sobald er sie heruntergeschluckt hatte. Er hatte riesigen Durst auf viel Wasser.

Die zahlreichen Stühle waren grün, wäßrig, blutig, das Gesicht eingefallen, die Augen nur halb geöffnet, der Kopf rollte von einer Seite zur anderen, er stöhnte, fuhr aus dem Schlaf hoch; die Stuhlbeschwerden waren nachts und nach Mitternacht besonders schlimm. Aber er erholte sich wieder — wie, erfuhr man nicht. Man sah ihn erst wieder, als er 4 Jahre alt und sehr lebhaft war. Da hatte er helles, lockiges Haar und eine ziemlich feste Muskulatur, wirkte aber im ganzen zart; außer seinen verfallenen Zähnen fehlte ihm nichts. Er hatte nicht nur schwer gezahnt, die Zähne wurden auch bald wieder schlecht und taten beim Essen weh, und wenn er Schmerzen hatte, dann wurde sein Gesicht rot und heiß, genau wie bei seinem Vater, und so konnte man ihn sehen, wie er mit hochrotem Gesicht schreiend zu einem Krug mit eiskaltem Wasser rannte und sich den Mund spülte. Das tat ihm gut.

Später hatte er Nervenschmerzen im Gesicht; es stach, drückte, pochte im Gesicht, verschlechterte sich beim Bücken und in kalter Luft. Er neigte zu kongestiven Kopfschmerzen, wobei er fast nichts mehr sehen konnte; es hämmerte hinter der Stirn; Blutandrang zum Kopfe, heißes, rotes Gesicht; wenn er dann aus der Nase blutete, wurde es besser. Das Blut war hellrot — wie bei seiner Mutter. Der Vater blutete auch oft aus der Nase, das Blut war aber eher blaß.

Als er Masern hatte, waren auch seine Ohrspeicheldrüsen rot und schmerzhaft geschwollen, und bei der Diphtherie trat die Membran zunächst auf der rechten Seite auf. Beim Keuchhusten erbrach er während der Hustenanfälle und näßte dabei ein.

Er hatte erweiterte Venen, später einmal eine Pneumonie, die ganz plötzlich mit hohem Fieber einsetzte, mit kurzer schmerzhafter Atmung, weshalb er sich nicht hinlegen konnte; er hustete hellrotes Blut ab, war nachts unruhig, und schließlich bekam er Rheumatismus.

Diese rheumatischen Schmerzen plagten ihn sehr. Er hatte sie von seinem sykotischen Vater geerbt. Dieser wußte zwar, daß, als er Fräulein Phosphorus heiratete, die alte Gonorrhoe, die er sich vor langer Zeit zugezogen hatte, niemals ausgeheilt worden war. Doch kümmerte es ihn wenig, daß er seine ahnungslose Frau und sein ungeborenes Kind krank machte und sie leiden mußten. Er war selbstsüchtig, kaltblütig und teuflisch wie kaum einer.

So spazierte nun der arme Ferrum phosphoricum Nacht für Nacht mit seinem Rheumatismus auf dem Flur entlang, d. h. wenn er überhaupt gehen konnte. Die Schmerzen zogen von Gelenk zu Gelenk, und wenn sie in der Hüfte, im Knie oder in den Fußgelenken saßen, konnte er eben überhaupt nicht gehen. Oft hatte er auch im rechten Oberarm und in der Schulter ein Ziehen und Zerren, das sich bei sanfter Bewegung besserte, aber dabei war er so berührungsempfindlich, daß er keinen Mantel anziehen konnte. Die Gelenke waren rot und geschwollen und die Schmerzen unausstehlich. Er hatte solche Schmerzen auch im Handgelenk, und die Finger verkrümmten sich. So wurde ein Gelenk nach dem anderen befallen. Von den Knien schossen Schmerzen die Unterschenkel hinunter, die Füße waren geschwollen und sehr berührungsempfindlich, schmerzhaft über dem ganzen Fuß und dem Knöchel. Während dieser ganzen Zeit fieberte er hoch, hatte wieder sein gerötetes Gesicht, schnellen Puls — wegen des Fiebers und der starken Schmerzen konnte er nachts nicht schlafen und gegen Morgen zwischen 4 und 6 Uhr setzten reichliche Schweiße ein, wobei die Schmerzen noch viel ärger und beinahe unerträglich wurden. Und so konnte er die Tränen nicht zurückhalten. Er war sehr schmerzempfindlich — eine Folge der Sünden des Vaters, die nun auf das Kind übergegangen waren.

Im Winter 1889/1890, während unserer ersten Grippeepidemie, war auch Ferrum phosphoricum krank. Er hatte ungefähr dieselben Symptome wie bei seinem seinerzeitigen Katarrh der oberen Luftwege. Die Krankheit schwächte ihn sehr, und es schien, als könne er sich nicht mehr richtig davon erholen, obwohl er nicht im Bett war und umhergehen konnte. So wurde er mit der Zeit immer schwächer; er wurde nervös, und die reichlichen Nachtschweiße erschöpften ihn sehr. Nachts war er unruhig und tagsüber müde; er hatte einen kurzen, trockenen Husten und erbrach nach dem Essen.

Jetzt hatte er keine hübschen roten Wangen mehr, sondern sah blaß und fahl aus; nur am Nachmittag, und wenn er Schmerzen hatte, kam die alte Röte wieder. Hatte er früher beinahe aus jeder Körperöffnung geblutet — so hustete er jetzt auch wieder jedesmal hellrotes, klares Blut ab. Aber auch bei jeder Anstrengung und beim Gehen in der kalten Luft waren im Sputum Blutspuren. Die schreckliche Krankheit — die Tuberkulose —, die schon Vater und Mutter getötet hatte — besserte sich zwar bei Ferrum phosphoricum von Zeit zu Zeit wieder etwas, doch war das Ende voraussehbar und unvermeidlich.

Wer hat ihn umgebracht? Sein Vater, der ihm die Sykose vermachte? Die Krankenschwester, die die Symptome der Augenkrankheit nur unterdrückte? Oder der Arzt, der das richtige Heilmittel nicht fand, obwohl die Natur es durch sein lebenslanges Leiden deutlich machte?

Wenn irgendein weiser Arzt dem Baby bereits Ferrum phosphoricum gegeben hätte — das einzig richtige Mittel — wäre die Lebenskraft in den richtigen Bahnen verlaufen, und er hätte der schlechten Erbanlage entrinnen können. Was für einen Wehschrei dieser leidenden Wesen konnte man hören, gerichtet gegen die, die Augen haben und nichts sehen — die Ohren haben, aber nicht das hören können, was die Natur durch diese Leiden zeigen und sagen will. Welche schwere Verantwortung tragen all jene, die durch ihre Ignoranz die Qualen der unschuldigen Opfer so ungeheuer vermehren!

Hepar, der Friedensstifter

Hepar hat Probleme. Sein Freund Silicea ist krank, schwer krank. Er hat keine akute Krankheit, sondern seine chronischen Leiden haben sich sehr verschlimmert. Siliceas Zustand dauert nun schon lange und ist sehr ernst. Es ging ihm niemals gut. Er hat die skrofulöse Konstitution geerbt und wurde niemals davon befreit. Als Baby hatte er einen großen Kopf mit offenen Fontanellen, sein kleiner Körper war abgemagert, rachitisch, und er hatte eiternde Drüsen. Als Impffolge traten Abszesse und Krämpfe auf, und er hatte die ganze Zeit über Wachstumsschmerzen. Als er klein war, ließ ihn eines Tages das Hausmädchen fallen; dabei wurde das Hüftgelenk verletzt, ohne daß es jemand bemerkte; daraus entwickelte sich ein Hüftleiden. Dann litt er an Karies und Fisteln, die sehr berührungsempfindlich waren. Alle Sekrete waren wäßrig und rochen sehr unangenehm.

Hepar und Silicea waren seit ihrer Kindheit Kameraden und hatten viele gemeinsame Leiden. Immer wenn man Silicea sah, war Hepar in seiner Nähe. Entweder kam er zuerst oder bald danach. Hepar wirkte immer durchschlagend bei Silicea. Das war eigentlich sonderbar, denn Silicea war streitsüchtig und engstirnig, während Hepar bei kleinstem Anlaß gereizt und furchtbar ärgerlich werden konnte, daß er am liebsten jemanden umgebracht hätte. Hepar hatte noch einen zweiten Freund von Kindheit her, das war Mercurius; aber Mercurius und Silicea konnten nie miteinander auskommen. Vielleicht waren sie beide wegen Hepar etwas eifersüchtig aufeinander, obwohl ich davon niemals etwas gehört habe.

Wenn Silicea und Mercurius sich begegneten, gerieten sie heftig aneinander. Nur Hepar mochte das nicht leiden, da er mit beiden befreundet war. Obwohl er klein war, stellte er sich immer zwischen die beiden Kampfhähne und trennte sie. Mercurius war mürrisch, streitsüchtig, mißtrauisch und nicht gerade mutig. Heute noch fängt Mercurius jedesmal, wenn er in die Nähe von Silicea kommt, an zu streiten. Silicea bewahrt zwar äußerlich Ruhe, aber am liebsten würde er auf Mercurius losgehen, und manchmal kann er sich auch nicht beherrschen. Er hält Mercurius für einen großen

Feigling und hat nichts für ihn übrig. Silicea ist verzagt, lebensmüde und möchte sich am liebsten ertränken; kein Wunder, er hat doch immer sehr leiden müssen.

Hepar ist zeitweise für einige Stunden schwermütig. Seine Schmerzen entmutigen ihn, dabei wird er oft so traurig, daß er sich am liebsten umbringen möchte.

Mercurius dagegen ist anders; er hat keinen Lebensmut und möchte sich aus lauter Angst vor dem Leben töten.

Silicea und Mercurius sind ruhelos; Silicea ist unruhig, nervös, er fährt beim geringsten Geräusch hoch. — Mercurius kann keine Ruhe halten; er läuft wie von einem schlechten Gewissen getrieben ruhelos hin und her, als wenn er etwas Böses getan hätte. Er fürchtet, seinen Verstand zu verlieren, wahrscheinlich ist aber der Grund seines schlechten Gewissens die Tatsache, daß er so gemein zu Silicea war. Könnte Silicea nur annähernd die außerordentliche Angst von Mercurius verstehen, würde er vielleicht weniger mit ihm streiten.

Mercurius sieht in jedem einen Feind; Silicea kann Mercurius nicht anerkennen, hat er ihn doch durch sein schmähliches Benehmen zu oft empfindlich verletzt. So kann Silicea Mercurius weder begreifen noch ihm verzeihen, und Mercurius hat kein Verständnis für Silicea — so bleiben sie Feinde.

Hepar ist äußerst schmerzempfindlich, aber nicht leicht gekränkt; er ist ein großartiger Kämpfer und wild, wenn er jemanden angreift, aber weder Silicea noch Mercurius fangen mit ihm Streit an, darum kann Hepar zwischen beiden Frieden halten.

Hepars Freundschaft mit den beiden begann vor langem, als alle drei ein Hüftgelenksleiden hatten. Silicea war am längsten krank; man hatte ihn vernachlässigt; anfangs lösten sich Knochenstücke heraus, und Fisteln bildeten sich, die sehr schmerzhaft waren. Als sich bei Mercurius der Eiter zusammenzog und sich nach außen entleeren wollte, erduldete er sehr viel Schmerzen, besonders in der Nacht.

Mercurius war immer ruhelos und konnte nicht stillhalten, doch während seines Hüftleidens verschlimmerten sich die Schmerzen beim Gehen; nur hatte er gerade dann, wenn die Schmerzen am stärksten waren, das größte Bedürfnis zum Umhergehen.

Hepar hatte deswegen großes Mitleid mit Mercurius, kannte er doch diese nächtlichen Schmerzen aus eigener Erfahrung. Seine Hüfte war derart empfindlich, daß Schweißtropfen auf seine Stirn traten, wenn er sich anzog und die Kleider seine Hüfte bedeckten. Silicea und Mercurius wohnten Tür an Tür. Wenn Mercurius nachts Schmerzen gehabt hatte und tagsüber dann gereizt war, wurde er ärgerlich, wenn Silicea umherhumpelte, und fluchte wie ein Junge, laut und unanständig. Anfangs hatte Silicea für ihn Verständnis, weil er ja auch vor langer Zeit solche Schmerzen gehabt hatte. Wenn dieser ihn aber auch nur 3 Minuten lang provoziert hatte, geriet er in Harnisch, und jeder versuchte dann, dem anderen die Spielsachen an den Kopf zu werfen. In diesem Augenblick aber trat Hepar zwischen die beiden, fing die Wurfgeschosse auf und warf sie wieder in den Kasten zurück. So wurde der Kampf zum fröhlichen Spiel, und der Frieden war wieder hergestellt.

Mercurius konnte es aber nicht lassen, häßliche Bemerkungen über Siliceas Füße zu machen. Er wisse ganz genau, daß Silicea sich nie seine Füße wäscht; der Schweiß habe die Zehen ganz wund gemacht, und daher käme der üble Geruch. Als Beweis zeigte er triumphierend auf seine eigenen feuchten Socken. Silicea aber wusch tatsächlich mehrmals täglich seine Füße; ihm wurde beinahe schlecht von dem eigenen Geruch — er konnte ihn aber auch dadurch nicht beseitigen. Schließlich tat er in seiner Verzweiflung etwas auf die Füße und unterdrückte so den Schweiß. Das aber war von Übel, denn Siliceas Beschwerden wurden durch diese Maßnahme viel schlimmer.

Alle 3 Kinder schwitzten von klein auf sehr. Bei der geringsten Anstrengung kam Hepar ins Schwitzen; der Schweiß war sauer und roch stark; er schwitzte besonders am Kopf und im Gesicht. Sein Kopfkissen war morgens klatschnaß. Seit einiger Zeit ist er nun so krank, daß er nachts sehr viel schwitzt, was ihn schwächt. Diese Schweiße sind ebenfalls sauer und stinken.

Mercurius schwitzt ebenfalls bei jeder kleinen Anstrengung sehr; der Schweiß riecht auch sehr übel, sein Befinden aber bessert sich in keiner Weise. Manchmal geht es ihm sogar dadurch noch schlechter. Mercurius' Nachthemden haben sich dadurch ganz gelb verfärbt, so daß die Mutter beim Waschen nicht mehr weiß, wie sie weiß zu bekommen sind; so sehen sie ständig ölig aus.

Hepar friert immer leicht. Seine Mutter brauchte ihn nie daran zu erinnern, einen Mantel anzuziehen. Er konnte Kälte nicht ausstehen. Mercurius dagegen wünscht es weder zu warm noch zu kalt. Silicea liebt dagegen gern Kaltes, so sagte jedenfalls Hepar.

Silicea hatte einmal eine Nageleiterung mit lanzinierenden, stechenden, brennenden, pochenden, sehr starken Schmerzen, wobei sich eine wäßrige, stinkende Flüssigkeit entleerte. Da Hepar früher auch jährlich mindestens einmal ein solches Panaritium gehabt hatte, empfand er Mitleid mit Silicea. Er meinte, wenn Silicea nur wenigstens das Gewicht des Verbandes ertragen könnte, würde die Wärme die Wunde bessern. Silicea wußte es aber besser; Hitze konnte er nicht vertragen, schon die Wärme des Bettes verschlechterte alles. Mercurius hielt sie beide für dumm und einfältig. Beides, Hitze wie Kälte, machten alles schlimmer bei ihm; er hatte es selbst am eigenen Leibe erlebt.

So wuchsen die Jungen zwischen Streit und Frieden heran, und nun leidet Silicea an Schwindsucht. Er wollte ursprünglich Steinhauer werden, das war aber zu schwer für ihn. Er erkrankte an einer Lungenentzündung, die leider vernachlässigt wurde. Es bildeten sich Tuberkel, später Abszesse, schließlich Kavernen; er blutete, und letztlich kam es zu einer Sepsis. Er hatte profuse, feuchtkalte, aashaft riechende Nachtschweiße am ganzen Körper. Der reichliche, schleimig-eitrige Auswurf stank ebenfalls. Er war sehr schwach.

Hepar konnte manchmal die Atemnot erleichtern. Als aber Mercurius dazu kam, hörten zwar die Nachtschweiße auf, dafür aber litt Silicea wieder an so starken Schmerzen, daß er glücklich war, als die Qualen mit dem Wiedereintreten der Nachtschweiße verschwanden.

So schwebte Hepar um ihn herum und half ihm, wo es nur möglich war, vor allem aber hielt er Mercurius fern, damit er keinen weiteren Schaden anrichten konnte.

Wie Jodum seinen Patriotismus zeigt

Es war einmal an einem schönen Tage, da schaute Onkel Sam über den Zaun, der seinen Hof hinten umgab. Er sah seine sehr zornige Nachbarin unbarmherzig auf ihr Kind einschlagen. Das ärgerte ihn stark, denn er war sehr menschenfreundlich. Er beherrschte sich aber und sagte: „Verehrte Nachbarin! Würden Sie wohl bitte ihre gegenwärtige Methode der Kindererziehung aufgeben?" — Das Kind sei ihr Kind, und sie könne es behandeln, wie sie wolle, meinte daraufhin die Nachbarin. — Sie habe genau 10 Minuten Zeit, erwiderte Onkel Sam, dann würde er seinen Kriegsadler wecken, wenn sie ihr Kind bis dahin nicht in Ruhe lasse. — Die Nachbarin sprach von Einmischung in innere Angelegenheiten, er habe kein Recht dazu, sie würde weder auf ihn hören, noch weiter mit ihm sprechen. Basta!

Nun aber war Onkel Sam zufällig Präsident des westlichen Zweiges der Gesellschaft zur Verhütung von Grausamkeiten an Kindern und auch noch Präsident der Human Society, so daß er gleichzeitig Kläger und Richter in einem war.

So sprach er mit dem Singvogel „Frieden", der seine Kinder seit 30 Jahren jeden Abend in den Schlaf gesungen hatte, und dieser rief nun seinen Bruder „Kriegsadler" herbei. Als dieser kam, zog „Frieden" seine Schwingen ein und kuschelte sich zum Schlafen zusammen. Bald darauf hörte man in Onkel Sams Reich nur noch die Fanfaren des Krieges.

Eben zu dieser Zeit war Großvater Jodum außergewöhnlich melancholisch und trübsinnig. Er hatte das unheimliche Gefühl, als würde ein Unglück geschehen. Er schlief unruhig und erwachte kurz nach Mitternacht. Mit seinen ganz empfindlichen Ohren hatte er die ersten Kriegsrufe gehört — er wußte, was sie zu bedeuten hatten. Er hatte das Gefühl, als werde sein Herz von einer eisernen Hand gepackt. Er sprang aus dem Bett, hastete den Flur entlang; er meinte, er müsse verrückt werden. Nach kurzer Zeit aber kam ihm eine Idee.

Er hatte zahlreiche Nachkommen; seine Töchter hatten alle in einflußreiche Familien geheiratet. Die Nachkommen dieser Familien aber ruhten sich alle auf den Lorbeeren ihrer Vorfahren aus.

Und weil sie noch nichts in dieser Welt geleistet hatten, waren sie ziemlich unnütz. Jetzt, meinte Großvater Jodum, hätten sie endlich eine Gelegenheit, sich zu bewähren. Er wollte sie alle zusammenrufen, eine Brigade aufstellen und Onkel Sam zu Hilfe kommen. Er schrieb also allen Töchtern einen Brief, aber nur 5 von 21 Familien antworteten. Und so mußte sich der arme Großvater Jodum mit einem Regiment statt mit einer Brigade zufrieden geben. Doch diejenigen, die antworteten, taten dies sehr eindrucksvoll.

Zu allererst erschien die Familie Mercurius jodatus ruber. Der Vater war ein Mercurius jodatus, die Mutter eine geborene Jodum. So hatte diese Familie mehr Jodum-Blut in ihren Adern als alle anderen, obwohl sie in mancher Hinsicht mehr der Mercurius-Familie ähnelte. Mercurius jodatus hatte viele Söhne und Töchter, die er alle mitbrachte.

Als nächster erschien Mercurius jodatus flavus, dann Ferrum jodatum, Arsenicum jodatum und schließlich Calcarea jodata, der allein kam. Die Frauen und Töchter nähten rote Kreuze auf ihre Ärmel — das war die Sanitätsgruppe. Die kleinen Jungen aber, die groß genug waren, eine Querflöte zu blasen oder zu trommeln, bildeten das Musikkorps.

Großvater Jodum protestierte gegen die körperliche Musterung der Männer, da sie — mit Ausnahme der Mercurius-Männer — alle sehr mager waren. Er befürchtete, daß sie wegen Untergewichts untauglich beurteilt würden. Zudem waren sie alle kreislaufschwach. Großvater Jodum war sehr dünn — wie auch die meisten seiner Kinder. Trotz ihres Aussehens waren sie insgesamt doch eine stattliche Truppe, und Großvater Jodum stellte sie stolz Onkel Sam vor. Er stellte nur eine Bedingung, sie sollten möglichst zusammenbleiben und ihre eigenen Offiziere haben.

Großvaters Frau wurde Chefköchin. Er und seine Söhne hatten nämlich immer so viel Hunger, und da meinte er, wenn irgend jemand nicht so erfahren sei wie die liebe Großmutter Jodum, dann könnten sie nicht sattwerden. Arsenicum jodatum war es gleich, wer Koch war, denn seine Familie war nie hungrig, sondern hatte nur Durst auf große Mengen kalten Wassers, was jedoch sofort wieder hochkam. Ferrum jodatum war einer Meinung mit Arsenicum jodatum; seine Familie war ebenfalls nie hungrig, sondern nur durstig. Mercurius jodatus ruber hatte zwar auch Durst, wollte aber nur kleine Schlucke trinken. Mercurius jodatus flavus wollte nichts essen, war aber sehr durstig und brachte einige Zitronen mit, damit er gelegentlich etwas Saures trinken konnte. Weil sie so genügsam waren, wollten sie sich alle neben einer Quelle lagern.

Großvater Jodum war gegen einen Trommlerzug, da er so sehr geräuschempfindlich war, doch der Rest der Familie war weniger sensibel und erst recht Mercurius jodatus flavus, der etwas schwer hörte (er hatte immer die Ohren voller Ohrschmalz) — so war er im Gegenteil für einen Trommlerzug der Jungen, und dabei blieb es dann, und schließlich freuten sich alle über die Musik.

Großvater Jodum war sehr aktiv; er fand Tag und Nacht keine Ruhe, und so hatte er bald sein Regiment organisiert. Die Familie Mercurius jodatus flavus stellte die Offiziere, weil sie die Vorsichtigen und Ängstlichen waren — die anderen Familien hatten keine Lust dazu.

Den meisten Jodum-Familien paßten die Übungen nicht, außer Mercurius jodatus flavus, Großvater Jodum und seinen Söhnen. Die viele Bewegung machte ihnen Beschwerden, auch das Lagern im Freien war für die einen beschwerlich, für die anderen nicht. Die Arsenicum jodatums hatten wahrscheinlich etwas von ihrem Großvater Arsenicum mitbekommen. Sie waren ein verfrorenes Volk und konnten das kalte, rauhe Wetter nicht vertragen. Die Ferrum jodatums fühlten sich an frischer und in Zugluft besser. In dieser Hinsicht ähnelten sie mehr den Jodums, denen kalte, frische Luft gut tat. Mercurius jodatus ruber fühlte sich ebenfalls an frischer Luft besser, während Mercurius jodatus flavus sehr empfindlich gegen feuchtes und kaltes Wetter war.

Es war gut, daß die Krankenabteilung schon fertig eingerichtet war. In seinen jungen Jahren war Großvater Jodum „einer der jungen Draufgänger" gewesen und nun plagten ihn — wie alle anderen alten Syphilitiker auch — heftige nächtliche Gelenkschmerzen. Der Arm, auf dem er gelegen hatte, tat weh, war aber nicht geschwollen. Ferrum jodatum war auch „so einer" gewesen, und er litt nun an rheumatischen Beschwerden sykotischen Ursprungs. Er meinte, alle seine Glieder seien wie gequetscht und gelähmt, und er wollte sich nicht bewegen. Die Schmerzen zogen abends vom Fuß bis zum Becken.

Bei Arsenicum album waren die rheumatischen, gichtigen Beschwerden Folgen einer alten Syphilis. Nachmittags hatte er starke Wadenschmerzen, die auf das ganze Bein ausstrahlten. Diese Schmerzen verschwanden, wenn er sich bewegte und kamen in der Ruhe wieder, so daß er — wenn er keinen militärischen Dienst hatte — sich immer fleißig bewegte. Mercurius jodatus flavus folgte den Fußstapfen seines Großvaters Jodum. Seine rheumatische Gicht äußerte sich in Steifheit und Wundheitsgefühl, die Glieder waren wund und schwer. Hände, Finger und Gesicht waren wie wund und lahm. Der Nacken war steif und die gesamte Schulterblattregion wie zerquetscht. Die meisten Schmerzen zeigten nächtliche Verschlimmerung und Besserung bei Bewegung.

Auch Mercurius jodatus ruber hatte Rheumatismus sykotischen Ursprungs, hauptsächlich in den Muskeln. Die Beschwerden wanderten zwischen Armen und Beinen, Händen und Füßen hin und her.

Die Krankenschwestern hatten ihre liebe Not, ihre Patienten gut zu versorgen und sie dienstfähig zu halten.

Wenn so viele Leute schnell auf engem Raum zusammengebracht werden, sind die sanitären Einrichtungen meist noch recht mangelhaft, und so war es auch im Camp Jodum.

Ein kleiner, dunkelhaariger Jodum-Junge wurde als erster krank. Er schreckte die Oberschwester durch seinen metallisch klingenden Krupphusten aus dem Schlaf auf. Sie meinte, es sei nur ein spastischer Krupp, am Gaumensegel aber und an den Mandeln hatte er dicke, grauweiße Beläge. Die Mandeln waren geschwollen und taten beim Schlucken weh; der Atem roch krank, die Atmung war unregelmäßig, kurz und schnell, die Nasenflügel bebten beim Atmen, und der Speichel floß reichlich. Das Kind griff mit der Hand nach dem Hals, es hatte das Gefühl, als wollte etwas im Hals zerreißen. Die Krankenschwester beabsichtigte, das Kind zu isolieren, aber die Diphtherie breitete sich schon sehr schnell im Lager aus, und eine Zeitlang sah es so aus, als würde der ganze Trommler- und Flötentrupp ausgerottet.

Dann wurden die Mercurius-jodatus-flavus-Jungen krank. Es traten kleine Stippchen auf der rechten Halsseite auf, die zu großen, gelben Flecken konfluierten. Die Zungenbasis hatte einen dicken, gelben Belag, der wie ein Stück Chamoisleder aussah.

Zungenspitze und Zungenränder waren gerötet, aber sauber, ohne Beläge. Sie verlangten heftig nach kaltem Wasser, das sie in kleinen Schlucken tranken, weil der Hals so voll war. Warme Getränke, oder auch nur das leere Schlucken waren sehr schmerzhaft. Reichlicher, stinkender Speichelfluß machte das Kinn wund; die Nase war durch dicke, gelbe Krusten und Membranen verstopft, vor allem auf der rechte Seite. Wenn sie sich räusperten, wurde unter Schmerzen viel zäher Schleim hochgewürgt.

Die Diphtherie der Mercurius-jodatus-ruber-Kinder begann auf der linken Seite; sie hatten Hals- und Nackenödeme, waren sehr schwach, hatten hohes Fieber, wenig dunklen Urin. Der Schlund war dunkelrot, die Zungenbasis nicht belegt, die übrige Zunge dickgelb. Schlucken war schmerzhaft, Zunge und Zahnfleisch waren geschwollen und genau wie der Hals sehr empfindlich.

Die Arsenicum-jodatum-Kinder hatten dicke, membranöse Auflagerungen, die den Mund vom Schlund zu den äußeren Lippenrändern und zum äußeren Gehörgang hin bedeckten; der Atem stank, die Kranken atmeten kurz und schwer, rochen übel; morgens bei der ersten Bewegung hatten sie Durchfall. Es waren aber nur einige wenige Arsenicum-jodatum-Kinder im Diphtheriesaal.

Die Pflege der Kinder war schwer, manchmal drohte das Herz zu versagen, aber schließlich wurden alle wieder gesund; der Musiktrupp war vollständig, und das Flöten und Trommeln erklang den verängstigten Verwandten wie die süßeste Musik.

Großvater Jodum war es wohl bekannt, daß in seiner Familie die Tuberkulose weit verbreitet war — so hätte er eigentlich auf einer gründlichen Musterungsuntersuchung bestehen müssen, statt dagegen zu sein. Die Zelte wurden gerade noch vor den kalten Frühjahrsstürmen aufgeschlagen; das ganze harte Leben im Camp begann. Großvater Jodum und einige seiner Söhne wurden krank. Sie bekamen eine Lungenentzündung mit heftigem Schüttelfrost, hohem Fieber, Schmerzen in der Brust, kurze, wie ängstliche Atmung und klebrigen, rostfarbenen, gelblichen, blutiggestreiften und schwierigen Auswurf. Großvater und alle seine Söhne bis auf einen, wurden wieder gesund — die Krankenschwester schickte diesen sobald als möglich nach Hause. Das tat ihm aber nicht gut, er wurde immer magerer, die Stimme schwach und rauh, das Gesicht war blaß, aber die Wangen gerötet. Er fieberte weiterhin, nur am Nachmittag ließ das Fieber einige Stunden etwas nach; er schwitzte sehr, hatte blutigen Auswurf und auch sonst Blutungen, die Zimmerwärme konnte er nicht vertragen.

Und so brachte ihn eines Tages die Schwindsucht in die andere Welt.

Mercurius jodatus ruber hatte Grippe; er klagte über Wundsein in der Brust, einen Schmerz auf der rechten Brustseite, wodurch er nicht tief einatmen konnte; außerdem hatte er reichlich gelben Auswurf. Mercurius jodatus flavus hatte sich lediglich erkältet.

Arsenicum jodatum hatte von beiden Eltern die Neigung zur Schwindsucht geerbt, und so bekam er schließlich, als er sich erkältete, erst Grippe, dann Lungenentzündung und danach flakkerte die Schwindsucht wieder auf. Zunächst kam ein leichter, hackender Husten, dann mußte er immer häufiger husten, der Husten löste sich. Manchmal war der Speichel schleimig, eitrig und manchmal zäh. Er hatte keinen Appetit, nur großen Durst auf kaltes Wasser, das er aber ebenso — wie sein Großvater Arsenicum — gleich wieder erbrach. Seine linke Lungenseite war eingefallen, perkutorisch gedämpft. Die Atmung wurde schneller, und bei jeder Anstrengung mußte er hörbar keuchen. Nachts traten Asthmaanfälle auf, und er mußte sich zum Luftholen aufsetzen. Der Puls wurde immer schwächer, er hustete Blut und verfiel zusehends. Die Krankenschwester schickte ihn gerade noch rechtzeitig nach Hause.

Man sollte annehmen, Ferrum jodatum habe die hämorrhagische Diathese seines Großvaters Ferrum geerbt, dem war aber nicht so. Ferrum neigte zu Blutungen aus geringstem Anlaß, zu jeder Zeit, wo auch immer. Das zeigte sich beim Enkel erst, als er Tbc bekam. Er hatte schon daran gelitten, bevor er ins Camp ging; hatte wie sein Großvater Ferrum ein gerötetes Gesicht, so daß er sich für kerngesund hielt. Er meinte, er vertrüge das Campleben besonders gut, weil er sich an frischer Luft immer besser fühlte. Tatsächlich aber war er schwach und äußerst mager; abends schauderte ihn, er bekam Fieber und schwitzte in der Nacht. Zunächst war der Husten trocken, dann kam ein grüner, eitriger Auswurf mit kleinen käsigen Klumpen; es drängte ihn, tief zu atmen, doch bei jedem Atemzug war es wie wund in seiner Brust, das Atmen wurde dadurch beklemmend eng. Die Verdauung war in Unordnung, er brauchte nur eine Kleinigkeit zu essen, schon fühlte er sich wie vollgestopft. Das Herz schlug heftig — ohne jeden besonderen Anlaß. Es weckte ihn sogar nachts. Er hätte doch lieber zu Hause bleiben sollen!

Durch die Härte des Lagerlebens wurde manch einer krank, die Reihen lichteten sich. Noch war aber ein vollständiges Regiment übrig und endlich sollte gemustert werden. Da kam Calcarea jodata vorbei; er war faul, wie sein Großvater, wollte sich aber anwerben lassen.

Er sagte, er habe gerade einen Anfall von Rheuma und Gicht gehabt, und dabei sei es doch wenig sinnvoll gewesen, sich anwerben zu lassen. Sein Nacken war so steif, daß er den Kopf nicht bewegen konnte, seine Finger zu gefühllos, ein Gewehr halten zu können, und schließlich waren seine Beine zu müde zum Gehen; daneben habe er noch Schmerzen, als wenn alles gequetscht würde. Das alles müsse er aushalten!

Großvater meldete Onkel Sam, daß sie nun bereit seien, aber inzwischen hatte eine Seeschlacht stattgefunden. Deswegen balgten sich nun die Nachbarskinder; die böse Nachbarin ließ ihr widerspenstiges Kind los, tat, wie Onkel Sam ihr geraten hatte und eilte nach Hause.

So war der Krieg vorbei und Onkel Sam brauchte das Regiment nicht mehr, das für ihn aufgestellt worden war. Es wurde aufgelöst, und jeder ging mit stolz geschwellter Brust wieder heim. Hatte er doch das Beste für sein Vaterland getan: im Lager gelebt, krank geworden und beinahe auch gekämpft!

Die Legende von Lycopodium und Pulsatilla

Fragst Du mich, woher die Worte,
woher die Saga und das Brauchtum,
von dem schönen Duft der Wälder,
von dem Tau und Naß der Wiesen stammt?
Ich will sagen und erzählen
von den Wäldern und den Weiten,
von den großen Seen im Norden,
von den Bergen, Sumpf- und Ödland.
Mudjekeewis, der gute Westwind
und Keewaydin, der Nordwest,
raunten die Geschichte mir,
in sanftem Sang von Pulsatilla
und als Lied von Lycopodium.
Ich erzähl' wie ich's vernahm
von den Lippen dieser Sänger!

Als das Frühjahr in den westlichen Prärien begann, brachte es ein blondhaariges, blauäugiges Mädchen, das den ganzen Tag auf der Wiese tanzte, mit. Die Kinder beobachteten immer das feenhafte Wesen, und als sie ihre kleine, rosafarbene Haube und ihr grünes Kleidchen im Gras sahen, klatschten sie vor Vergnügen in die Hände, da sie annahmen, die hübsche Pulsatilla würde zu ihrer Freude mit ihrer ganzen Schönheit im Sonnenschein leben und tanzen. Sie wußten wenig über ihre Nützlichkeit oder träumten nur von der Verantwortung, die auf ihr lastete. Als der Frühling weiter nordwärts zog und Pulsatilla mitnahm, trauerten die Kinder über ihre Abreise und warteten geduldig auf ihre Wiederkehr.

Im Norden lebte ein kräftiger, kleiner Wanderer, den seine Freunde Bärlapp nannten, obwohl sein richtiger Name Lycopodium war. Die Kinder mochten ihn und wurden niemals müde, seinen weichen, grünen Mantel zu streicheln. Bekleidet mit einer hellgrünen Kappe und einem dunkelgrünen Samtmantel, zog er im Sommer und Herbst durch den Wald, wobei er Pulsatilla suchte. Wenn er sie nicht finden konnte, wurde er melancholisch und versteckte sich unter den Blättern im Schatten steiler Abhänge, weinte und wollte nicht getröstet werden.

Um 4 Uhr, als die Sonne im Westen versank, wurde sein Kummer größer als er ertragen konnte, und es war ihm unmöglich, sich vor 8 Uhr abends zu beruhigen. Er grämte sich so sehr, daß er verdrießlich und mürrisch wurde. Er wandte sich von denen, die ihn liebten, ab und wollte weder Freunde noch Familie sehen.

Eines Tages, als er allein in seinem Versteck trauerte, hörte er einen Vogel im Baumwipfel die ersten Willkommensrufe für den Frühling singen, und der Südwind schüttelte ihn sanft und sagte: „Wach auf Lycopodium, der Frühling und Pulsatilla kommen." Da erwachte Lycopodium und sah, daß seine Kleider braun und abgetragen waren. Er stellte sich jedoch in die Sonne, zog seinen dunkelgrünen Samtmantel und seine weiche, hellgrüne Kappe wieder an, setzte sich an den Waldrain und erwartete Pulsatilla voller Ungeduld.

Manchmal war Lycopodium stolz und anmaßend, aber in der Nähe und in der Gesellschaft von Pulsatilla verlor er sein Selbstvertrauen. Er wagte nicht, sie anzusprechen, da er alle die Worte, die er brauchte, um seine Gedanken klar auszudrücken, vergessen hatte; so sah er sie nur schüchtern von der Lichtung aus an.

Pulsatilla war ein kleiner Wechselbalg — jetzt eben lachte sie, und im nächsten Augenblick standen ihr die Tränen in den Augen. Und wie sie, so verhielt auch er sich. Wenn sie lachte, lachte er ebenso, und wenn sie traurig war, war er melancholisch. Sie war zu schüchtern, um ihn anzusprechen — und er war zu verschämt, mit ihr zu reden; so sahen sie sich nur lieb an und wurden Freunde.

Aber eines Tages lachte Pulsatilla weder, noch sah sie Lycopodium an; sie setzte sich allein nieder, legte die Hände in den Schoß, war traurig und weinte. Lycopodium erschien sie wie die reinste Verkörperung der Verzweiflung. Er war tief bekümmert, und seine Augen waren voller Tränen, als er zu ihr kam, um sie zu trösten. Nun, Pulsatilla mochte Trost gern, und da sie nachgiebig war, folgte sie ihm in den kühlen Waldschatten. Beide genossen die kühle Luft und ließen sich neben ihrem alten Freunde Silicea nieder. Und da erklärte Pulsatilla Lycopodium den Grund all ihrer Sorgen. Sie hatte auf ihren jährlichen Reisen die Leiden der Menschheit kennengelernt und war voller Mitleid, bis der „große Gesetzgeber" sie geheißen hatte, diese Leiden zu lindern. Nun war sie diesem Wunsche nachgekommen, obwohl ihr klar war, daß ein so schüchternes kleines Mädchen niemals eine so große Aufgabe bewältigen konnte. Sie war sich bewußt, daß sie einige heilen, anderen nur ihre Not lindern, manchen aber gar nicht helfen konnte.

Und so weinte sie ob ihres Unvermögens.

Sie hatte gerade einen Rheumatiker gesehen. Er hatte sich erkältet, nachdem er völlig durchnäßt nach Hause gekommen war. Es schmerzte bald hier, bald dort, nachmittags und abends und vor Mitternacht war es schlimmer; auch schlimmer in der Zimmerwärme, bei feuchtem Wetter und im Sitzen; besser bei langsamer Bewegung und an der frischen Luft. Sie konnte ihn heilen, doch hatte sie auch andere angetroffen, die ähnliche Beschwerden hatten wie er, denen sie nicht helfen konnte. In diesem Augenblick schwang sich Rhus von einem Ast über ihrem Kopf, auf den er geklettert war, herab und sagte: „Wenn Du wieder so einen Burschen triffst, der so ähnliche Beschwerden hat, der sich jedoch besser im warmen Zimmer, schlechter zu Beginn einer Bewegung fühlt, dem aber die fortgesetzte Bewegung gut tut, den laß' in Ruhe und schick' ihn zu mir, den werde ich dann heilen." Obwohl Pulsatilla diese unerwartete Hilfe recht überraschend kam, war ihr doch jetzt leichter zumute. Jetzt konnte sie ihrem Auftrag eher nachkommen. Dann erzählte Pulsatilla, daß sie akute Erkrankungen besser heilen könnte als chronische Zustände. — Diese Patienten aber hatten gichtige Gelenke und fühlten sich, wie Rhus sagte, schlechter zu Beginn und besser bei fortgesetzter Bewegung. Als Rhus aber hörte, daß dieser Zustand chronisch war, wurde er unsicher, er hatte schon vergeblich versucht, diese Patienten zu heilen, ohne Erfolg. Daher gab Lycopodium nun Pulsatilla den Rat, sie solle tun, was ihr im akuten Zustande möglich sei, dann könne er die Heilung vollenden. Pulsatilla dankte ihm dafür so herzlich, daß ihm Tränen in die Augen traten. Pulsatilla weinte nun nicht mehr, sie hatte verstanden, daß sie — nur soweit sie konnte — heilen sollte; so war es der Wunsch des „großen Gesetzgebers".

Nun sprach Pulsatilla über ihre Erfahrungen bei Halsbeschwerden. Wenn der Hals wie roh, das Schlucken schwierig und der Hals innen wie geschwollen war, der Patient also die gleiche Anlage wie sie hatte, dann konnte sie ihm helfen. Fingen die Beschwerden aber auf der rechten Seite an und zogen nach links, dann hatte sie keinen Erfolg. Da meinte Lycopodium: Wenn die Beschwerden in der Nase anfangen und zur rechten Halsseite ziehen, oder auf der rechten Seite beginnen und dann nach links sich ausdehnen, könnte er die Heilung übernehmen. Außerdem sei es ihm ein Vergnügen, bei allen Beschwerden zu helfen, die rechts beginnen und nach links hinüberziehen, seien es nun Schmerzen im Kopfe, in den Augen, den Mandeln (z. B. Diphtherie), in den Brüsten, in den Ovarien oder rheumatische Affektionen. Gerade da aber schlängelte sich Lachesis durch das Gras bis zu ihren Füßen und sagte: Sie könne heilen, wenn die Beschwerden links beginnen und nach rechts ziehen. So konnte sie einen Kranken, den Lycopodium anfänglich behandelt hatte, noch vollends gesund machen.

Dann erzählte Pulsatilla von Patienten mit Schwindsucht, die ihr viel Kopfzerbrechen gemacht hatten. Im Beginn der Behandlung hatte sie folgendes vorgefunden:

Lockerer Husten morgens, trocken abends.

Wundheitsgefühl in der Brust.

Gelbgrüner Auswurf, Würgen.

Husten verschlimmert beim Hinlegen, besser beim Aufsitzen und im kalten Zimmer.

Erstickungsgefühle verschlechtert in Rückenlage und im warmen Zimmer, besser beim Aufsitzen.

In diesen Fällen konnte sie gut helfen, aber manchmal ging es den Patienten statt besser immer schlechter; der lockere Morgenhusten wurde trocken, der Auswurf unterdrückt, und der Patient verstarb zu Pulsatillas großem Leidwesen qualvoll.

Beim Thema Tuberkulose hob Stannum seinen Kopf und merkte auf. Er meinte dann zu Pulsatilla, sie solle ruhig in solchen Fällen nach ihm schicken, er könne mit der Behandlung fortfahren, und vielleicht ergäben sich dann einige neue Symptome, die nun ein anderer aufgreifen könnte, um den Patienten zu heilen.

Lycopodium sagte, in solchen Fällen von Phthise, Morgenhusten mit grünem Auswurf, Brustschmerzen beim Husten und tiefem Einatmen, kurzer, schneller Atmung, wobei sich die Nasenflügel blähen, gerunzelter Stirn, rotem Satz im Urin, hektischem Fieber, reichlichen Nachtschweißen und der Verschlimmerung der Beschwerden um 4 Uhr nachmittags — ja in solchen Fällen könnte er Hilfe bringen.

Hier unterbrach Tuberkulinum seinen Redefluß und sagte großsprecherisch: Er könne in mehr Fällen helfen, als alle anderen zusammen. Er könne sie in einen solchen Zustand versetzen, der es dann anderen ermöglicht, die Kur weiterzuführen.

Dann aber gab es noch Patienten, die von der „geraden Linie der Moral" abgekommen waren. Sie hatten eine gewisse Abneigung gegen diese Patienten, fragte sich, ob diese überhaupt wert waren, behandelt zu werden; aber auch hier hatte ihr der „große Gesetzgeber" gesagt: „Los! Heile diese Kranken!" Sie kamen zu ihr mit häufigem, beinahe erfolglosem Drang, Harn zu lassen, schneidenden Schmerzen beim Urinieren, Tenesmen, Brennen in der Harnröhre beim Wasserlassen und hinterher; der Urin wurde nur tropfenweise entleert, wonach Blutstropfen kamen, und dazu trat aus der Harnröhre gelblichgrünes Sekret. Die Patienten fühlten sich an der frischen Luft besser und waren nachgiebige Wesen. Oft versuchten sie, sich selbst zu helfen. Sie holten sich in der Apotheke Medizin, konnten die Absonderung zum Stehen bringen und auch manche andere Symptome unterdrücken. Doch dann entwickelte sich eine Orchitis, und weil sie nun nicht weiter wußten, suchten sie Pulsatilla auf, die sie dann heilte.

In einigen dieser Fälle, besonders nach Copaiva, wurde die Orchitis chronisch. Und in allen diesen vernachlässigten — oder auch nicht richtig selbstbehandelten Fällen versprach Lycopodium zu helfen; dort, wo die Schmerzen im Perineum beim Sitzen auftraten, der Urin nachts reichlich, tagsüber nur wenig gelassen werden konnte und die Harnröhre wund machte; auch wenn ein kleiner Urinrest in der Blase Rückenschmerzen verursachte, die durch Urinabgang gebessert wurden, bei ständigem Harndrang, bei Vergrößerung der Prostata und auch bei weißen, rissigen Feigwarzen.

So berichtete Pulsatilla über ihre Arbeit und stellte dabei fest, daß ihr Lycopodium eigentlich immer weiter helfen konnte, und wenn beide im Dunkeln tappten und nicht weiterkamen, dann warteten schon andere Helfer.

Von diesem Tage an aber folgte ihr Lycopodium, der Nordlandfahrer, als guter, treuer Ritter auf ihren Wegen, und bis heute sind beide unterwegs und tätig, um den Völkern zu dienen.

Die Geschichte von Sepia und Silicea

Einst hatte ich einen Traum voller neuer — alter — Wahrheit.
Von Sepia, dem aus der See geborenen Mädchen
und Silicea, dem auf dem Lande beheimateten.
Sie schmiedeten Pläne, wie sie die Krankheit — den alten Feind
—von ihren vertrauten Freunden, den Menschenkindern,
fernhalten konnten.

Das Mädchen Sepia hatte dunkelbraunes Haar
und über Nase und Wangen einen gelben Sattel.
Sie fing an zu schreien, ohne zu wissen, warum;
sie war trübsinnig, traurig und meinte, sterben zu müssen;
die, die sie liebte, hielt sie sich fern,
und manchmal war das mit allen so.

Auf Siliceas Kopf kräuselten sich Locken von Gold,
seine Augen waren blau, wie es nur der Himmel sein kann.
Er war ängstlich, unruhig und Tränen quollen aus seinen Augen,
wenn er nur an die Arbeit dachte, die er tun wollte,
und er gewiß meinte, sie nicht schaffen zu können.

Sepia — fahl — und Silicca — hell —
planten und brüteten früh bis spät,
alles zum Wohle der Menschenkinder.
Es ist lange, lange her, als sie begannen.

Und sie taten viel, denn ihre Aufgabe war groß.
Und sie werden noch viel tun, das getreue Paar!

Jedes baute ein Schloß sich, groß und beherrschend.
Sepias Schloß stand hoch auf dem Berge;
Siliceas unten am Strand,
wo der Sturm brauste und das Rauschen des Ozeans übertönte.
Sepias Schloß schien in den Himmel zu ragen,
der sich ruhig und erhaben darüber wölbte.

Auf den Berg hinauf stiegen jene, die mit Sepia befreundet,
denn ihre Gäste fühlten sich wohler beim Gehen.
Heftig sich anzustrengen, tat ihnen gut,
sie waren glücklich, wenn sie sich einsam
und ganz allein mit der Natur fühlten
und wollten, daß sich das nie ändern sollte.

Siliceas Gäste konnten niemals Berge erklimmen,
starke Anstrengung tat ihnen nicht gut.
Wenn sie umhergingen, sich bückten oder bewegten,
wurden ihre Symptome schlimmer,
und sie wollten das nie noch einmal versuchen,
sie fürchteten, es könnte noch schlechter werden.
Sepias Freunden ging es morgens, abends und nachts schlechter,
Siliceas Freunde fühlten sich zur selben Zeit nicht wohl.
Schlechter am Abend, nachts und am Morgen,
so fühlten sich die Gäste von Geburt an,
und so blieb es ihr Leben lang.
Du wirst es finden, wenn Du sie betreust.
Den Gästen in beiden Schlössern tat die Wärme gut,
und beiden ging es nicht wohl beim Wechsel des Wetters.

Sepias Kopfschmerzen besserten sich an frischer Luft,
Siliceas aber wurden schlechter beim Gang im Freien.
Im Geistigen stimmten sie überein,
und auch wenn es zog, waren sie einer Meinung.

Die Füße der Gäste Siliceas rochen und waren wund
von den übermäßig stinkenden Fußschweißen.
Auch wenn sie die Füße mehrmals am Tage wuschen,
es blieb der üble Geruch.
Genauso bei Sepia, auch hier half häufiges Waschen nicht.

Siliceas Hitzewellen kommen häufig und kurz,
hauptsächlich im Gesicht und am Kopf.
Sepia fühlt, wie ihr Hitzewellen aufsteigen und weiß,
daß sie bald darauf schwitzen muß.
Sie hat Wallungen, bis ihr Gesicht rot ist,
und sie hätte gern gewußt, wie sie davon befreit werden könnte.

Sepias Kinder waren dünn und hatten ein Greisengesicht
mit großen Bäuchen und trockener Haut.
Siliceas Babies Köpfe waren groß, die Körper aber klein.
Sie schwitzten viel am Kopf.
Wenn alle Kinder der Welt nur halb so dünn wären,
wäre die Aussicht für die Menschheit sehr schlecht.

Das ist die Legende!
Nehmt sie für wahr!
Was Wind und Wellen haben mir erzählt,
nichts habe ich erfunden.

Das Treffen der homöopathischen Ärzte
in den Materia-Medica-Wäldern

Der Ärzteverband wollte seine Jahresversammlung nicht wieder in einer Stadt abhalten, so traf man sich anläßlich des hundertjährigen Bestehens in den Materia-Medica-Wäldern.

Als der große Tag gekommen war, kletterte Dr. Rhus tox. auf einen Steinhaufen, vergaß aber sofort, warum er hinaufgestiegen war. Dr. Ranunculus bulbosus, der keine Temperaturveränderungen vertragen konnte, setzte seinen gelben Hut auf und ließ sich zu seinen Füßen im schattigen Gras nieder. Ein Stück weiter stand an einer Waldhecke die wechselhafte Dr. Pulsatilla mit ihrem guten, treuen Ritter Dr. Lycopodium; der alte Dr. Silicea aber stand, gut eingepackt, um sich warmzuhalten, an einer Mauer daneben. Alle warteten — die einen ungeduldig, die anderen gelassen auf den Zug, der ihre medizinischen Brüder zu ihrem Treffen in den Materia-Medica-Wäldern bringen sollte.

Endlich hörte man den Pfiff der Lokomotive. Dr. Rhus tox. stieg steif von seinem Standort herab, legte seine Hände auf den Rükken und hinkte langsam, mit verzerrtem Gesicht und mühsam aufrechter Haltung zum Bahnhof. Dr. Ranunculus bulbosus, der sich nicht gern bewegte und seine gemächliche Lage ungern veränderte, rückte sorgfältig seinen Hut zurecht, blieb im Grase sitzen und wartete auf die Gruppe. Dr. Pulsatilla machte ein paar Schritte in Richtung Bahnhof, drehte sich unschlüssig um, überlegte und ging dann doch dorthin. Dann begann sie grundlos zu schreien, wußte nicht was tun — bis endlich Dr. Lycopodium seinen Hut abnahm — er fühlte sich ohne Kopfbedeckung immer wohler — ihr seinen Arm bot und sie zur Begrüßung begleitete.

Dr. Silicea war in seiner Jugend zunächst Steinhauer geworden, als er aber merkte, daß ihm diese Arbeit nicht gut tat, studierte er Medizin. Er war ein seltsamer, alter Herr, immer frostig, der über jeden Wetterwechsel klagte. Er wusch sich — aus gutem Grund — bei jeder Gelegenheit seine Füße, und bei Neumond bekam er gelegentlich Anfälle, das war bekannt. Dr. Silicea hatte keine Lust, sich zu bewegen, und so blieb er bei Dr. Ranunculus bulbosus.

Der Zug hielt, und eine stattliche Anzahl von Ärzten stieg aus. Dr. Rhus tox. fand bald seinen alten Klassenkameraden und Busenfreund, Dr. Bryonia und gesellte sich zu ihm. Dr. Rhus tox. fühlte sich mit jedem Schritt besser; Dr. Bryonia dagegen wurde zunehmend steifer — vor allem in der Lendengegend — im gleichen Maße wie es Dr. Rhus tox. besser ging.

Als sie den Wald erreicht hatten, konnte sich daher Dr. Bryonia kaum noch bewegen, so steif war er, und solche Schmerzen hatte er, während Dr. Rhus tox. lebhaft und gelenkig wie ein Junger war. Dr. Rhus tox. fand für Dr. Bryonia bald eine moosbedeckte Bank, während er sich auf einen schaukelnden Ast setzte, dadurch in Bewegung blieb und so vermied, wieder steif zu werden.

Eben hatte die Versammlung den Wald erreicht, als Dr. Rhododendron, der Wetterprophet, auf die höchste Baumspitze kletterte, um nach Stürmen Ausschau zu halten. Dr. Rhododendron hielt sich für eine Autorität in Wetterfragen, denn er konnte — lange vorher — einen Sturm voraussagen. Alle waren hungrig, so beschloß man, zunächst einmal zu essen und dann zur festlichen Tagesordnung überzugehen.

Dr. Plumbum war guten Willens, den Tisch mit zu decken, doch Dr. Sepia, die dieses Amt verantwortlich übernommen hatte, bemerkte seine Handgelenkslähmung, fürchtete, er könne das Geschirr fallen lassen und meinte, er solle sich lieber ausruhen. Als Dr. Hydrophobinum gebeten wurde, einen Eimer zu nehmen und nach einer Quelle zu suchen, machte er ein solch erschrecktes Gesicht, daß Dr. Natrium muriaticum sich erbot, statt seiner zu gehen. Der große Durst von Natrium muriaticum konnte ihn gewiß ganz zielsicher eine Quelle finden lassen. Plötzlich hörte man einen Schrei — Dr. Natrium muriaticum stürzte in diese Richtung und sah, daß Dr. Bufos Junge eine Quelle entdeckt und einen Anfall bekommen hatte.

Da Dr. Lachesis sehr hungrig war und das Essen kaum erwarten konnte, bot sie sich an, die Austern herzurichten, nicht ohne einen selbstsüchtigen Hintergedanken. Dr. Lachesis redete ununterbrochen, und da sie damit Dr. Sepia auf die Nerven fiel, wies diese sie darauf hin, sie könne ihr Abendkleid beschmutzen. Dr. Lachesis trug ständig weitausgeschnittene Kleider; sie lehnte die Mode ab, die ihr einen engen, hohen Kragen aufzwingen wollte.

Dr. Sulfur war noch hungriger als Dr. Lachesis, so bot er sich an, die Austern zu öffnen, da sowieso nichts seine Kleider noch mehr beschmutzen könne. Da meinte auch Dr. Sepia, der neue Dreck würde auf dem alten überhaupt nicht auffallen. Dr. Carbo vegetabilis war zu schüchtern zum Reden, so bot sie ihre Hilfe nicht an, setzte sich lieber auf einen Reisighaufen und fächelte sich frische Luft zu.

Dr. Calcarea carbonica, hell, dick und besorgt, das Mahl könne sich verzögern, beeilte sich zu helfen, doch schon diese kleine Anstrengung verursachte Herzklopfen; reichlicher Schweiß brach am ganzen Körper aus, so daß sie sich weiter ausruhen mußte.

Dr. Capsicum trank sehr gerne Kaffee, obwohl ihm davon übel wurde; er nahm deshalb die Kaffeemühle und fing an, den Kaffee zu mahlen, den Dr. Angustura mitgebracht hatte. Dr. Arsenicum album war zu unruhig, um still zu sitzen, zudem freute er sich auf Wärme, und so erbot er sich, Feuer zu machen. Dr. Nux vomica, dem es erst dann wohl ist, wenn er sich über etwas ärgern kann, sah mißbilligend der Kaffeeszene zu; er zog Branntwein vor, aber Dr. Hyoscyamus und Dr. Rhus tox. gehörten zur „gemäßigten Bruderschaft", die gegen jeden Alkohol war und auf einem „trockenen" Fest bestand.

Dr. Calendula — Spezialist für Fleischwunden — meinte, man mache zuviel Aufhebens von der Esserei; er verspüre nie Hunger, und doch schmecke es ihm beim Essen.

Schließlich konnte das Essen beginnen. Jeder hatte — wie das so bei einem Picknick üblich ist — das beigetragen, was er selbst gern aß; so war eine Menge verschiedener Speisen zusammengekommen, wie nie zuvor. Dr. Calcarea brachte einen Korb gekochter Eier, roher Kartoffeln und Weizen mit, denn sie gehörte zu den Begründern der Rohkostdiät. Sie billigte sogar zeitweise Kalk und Kohle. Dr. Mezereum und Dr. Sanicula hatten einen hübschen, fetten Schinken mitgebracht und wollten das ganze Fett selber essen. Dr. Natrium muriaticum steuerte einen ganzen Fisch bei. Dr. Antimonium crudum, der bei Mondschein verliebt war, fügte eingelegte Gurken hinzu. Dr. Allium cepa brachte Zwiebeln mit, Dr. Hepar den Essig und Dr. Natrium das Salz. Dr. Belladonna trank gern Limonade, und als Dr. Arsenicum einige Zitronen anbrachte, sah er sich nach Dr. Argentum nitricum um, dem man nachsagte, ein derart eingefleischter Zuckeresser zu sein, daß er davon immer selbst krank wurde. Dr. Argentum nitricum hatte auch den Sack Zucker nicht vergessen, so konnte Dr. Belladonna die Limonade zubereiten. Dr. Alumina brachte Reis mit, den sie unaufhörlich kochte. Sie gehörte zu den Rohkostbekehrten.

Dr. Pulsatilla wußte eigentlich nicht recht, was sie essen wollte. Daher hatte sie auch gar nichts mitgebracht. Dr. Chamomilla brachte Sauerkraut mit und wurde recht ungehalten, als ihm jemand vorhielt, davon bekäme er eine Kolik! Dr. Magnesium carbonicum hatte fleischbelegte Brote mit und Dr. Ignatia Käsebrote. Keiner, der nicht in dieser Welt der Materia Medica lebt, kann verstehen, was hier auf diesem Tisch alles zusammenkam. So lag neben Dr. Nitri acidums Teller ein Haufen Schieferstifte!

Als sich alle zu Tisch gesetzt hatten, brachten Dr. Calcarea und Dr. Phosphorus die Eiscreme, die vergessen worden war. Es war plötzlich zu sehen, wie sie sich an der Tafel niedergelassen hatten: Ähnliches hatte Ähnliches angezogen. Am Kopf der Tafel saß der bekannte Heereschirurg, Dr. Symphytum. Er war zwar kein so großer Militarist, wie man aus seinem Titel hätte schließen können — ihm war aber alles bekannt, was mit Quetschungen, Verstauchungen, Schußwunden und Brüchen zusammenhing, ja er konnte gebrochene Knochen wieder zusammenheilen, wenn sie es nicht von selbst taten. Zu seiner Rechten saß Dr. Calcarea phosphorica, deren Rachitis als Kind falsch behandelt worden war, was zu einer Skoliose geführt hatte; ferner waren auch ihre langen Röhrenknochen verbogen; aber trotz all dieser Deformitäten war sie ein erfolgreicher Knochenspezialist. Sie konnte Eiterungen von Knochen und Gelenken verhindern, und man erzählte sich, daß sie auch Brüche zusammenbringen konnte, wenn alle anderen Versuche fehlgeschlagen waren.

Neben Dr. Calcarea phosphorica sah man die beiden bekannten Chirurgen Dr. Hepar und Dr. Silicea. Ihnen sagte man nach, daß sie Fremdkörper ohne Messer aus dem menschlichen Körper entfernen können. Neben Dr. Phosphorus, dem großen Nekrosespezialisten, saßen Dr. Arsenicum und Dr. Mercurius, die beide auch in dieser Disziplin arbeiteten. Dr. Hypericum saß neben Dr. Ledum; sie diskutierten eifrig über Stichwunden und deren Behandlung, obwohl Dr. Hypericum mehr Erfahrungen bei Nervenverletzungen hatte.

Der Philosoph, Dr. Sulfur, konnte beinahe jedermann beraten. Wenn jemand einen Krankheitsfall hatte, der sich nicht bessern wollte, so holte man Dr. Sulfur zu Hilfe. Es grenzte nahezu ans Wunderbare — er konnte beinahe jedem helfen. Er saß mit seinem Enkel, Dr. Nux vomica, am Tisch und mit seinem Großvater, Dr. Psorinum, auf der anderen Seite und bildeten eine eigene Familiengruppe. Ihre Spezialität waren Krankheiten, die durch Medikamente unterdrückt worden waren. Auf Dr. Allium cepa, Dr. Euphrasia und Dr. Mercurius corrosivus wurden alle aufmerksam: Sie hatten Tränen in den Augen. Dadurch bekamen Dr. Euphrasia und Dr. Mercurius corrosivus ganz rote Augen, aber es waren keine Kummertränen. Dr. Allium cepa, Dr. Euphrasia sowie Dr. Mercurius corrosivus galten als Spezialisten in den Fällen, in denen sich die Patienten erkältet hatten.

Die Halsspezialisten, Drs. Lachesis, Lycopodium, Mercurius jodatus ruber und Mercurius jodatus flavus unterhielten sich eifrig über Halsentzündungen, die links oder rechts beginnen.

Dr. Tellurium und Dr. Pulsatilla, beide oft bewährte Feldärzte, sprachen über scharfe und milde Sekrete, die die Ohren absonderten. Der überarbeitete Herzspezialist Dr. Digitalis hatte soviel zu tun gehabt, daß er fürchtete, nicht kommen zu können; nun war er doch da, zusammen mit seinen Freunden Dr. Cactus, Dr. Kalmia latifolia und Dr. Spigelia. Auch die kleineren Herzspezialisten saßen dabei und lauschten den Worten der großen Vier. Dr. Rhus tox. hatte seinen Freund Dr. Bryonia eine Weile allein gelassen, um sich mit seinen alten Feinden, Dr. Anacardium und Dr. Croton tiglium — den beiden Hautärzten — über die geeignete Behandlung von Bläschenausschlägen zu streiten. Dr. Agaricus und Dr. Actea racemosa waren Nervenspezialisten, besprachen den Veitstanz mit Dr. Cicuta, der zwar manchmal auch den Veitstanz behandelte, mehr jedoch die Epilepsie. Die 3 Psychiater Dr. Stramonium, Dr. Belladonna und Dr. Hyoscyamus kannten die Erfolge der Homöopathie bei Geisteskranken so gut, daß sie die Gesellschaft veranlassen wollten, vom Staat noch weitere homöopathisch geführte Irrenanstalten zu fordern.

Dr. Stannum und Dr. Tuberkulinum, die Lungenspezialisten, waren sich darin einig, daß der Frischluftbehandlung Schwindsüchtiger ein viel zu großer Platz in der Therapie eingeräumt worden war. An sich sei die Homöopathie die geeignete Therapie, es sollten daher noch mehr homöopathische Krankenhäuser für Lungenkranke eingerichtet werden.

Dann saßen noch auf der einen Seite die Fachärzte für Frauen, Dr. Sepia und Dr. Kreosotum — auf der anderen Seite die für die Männer, Dr. Cannabis sativa, Dr. Nitri acidum und Dr. Thuja. So hatten sich in einmütiger Übereinstimmung die Fachärzte in dieser Tafelrunde zusammengefunden, und zwischen ihnen saß immer wieder ein guter, alter Familiendoktor, der für die Leiden seiner Kranken stets ein offenes Ohr hatte und ihnen gute Ratschläge gab, wofür auch immer.

Im letzten Augenblick stürzte dann auch noch Dr. Aconitum herbei, voller fiebriger Angst und warf sich auf einen Stuhl neben Dr. Spongia; er kam gerade von einem heftigen Krupp-Fall und wollte darüber berichten.

Mitten während der Mahlzeit krümmte sich Dr. Colocynthis zusammen; er hatte sich kurz zuvor über etwas geärgert und hatte jetzt eine Kolik. Dr. Cuprum half ihm vom Tisch weg. Und gerade, als alle sich wieder beruhigt hatten, bekam Dr. Drosera, der nicht recht schlucken konnte, einige Brotkrumen in die falsche Kehle, gefolgt von einem Anfall von unablässigem, hackendem Husten, bis er endlich erbrach.

Nach dem ersten Gang erhob sich Dr. Phosphorus, der Toastmaster, und bat Dr. Lachesis, den Toast für die Damen zu sprechen. Sie war eine stolze Frau, die sehr gerne redete. Sie wechselte ständig das Thema und landete plötzlich bei ihrem Lieblingsthema: Frauen sollen niemals heiraten, sondern sich dem Beruf widmen. Wenn sie nicht heiraten, haben sie keinen Grund zur Eifersucht und ersparen sich unnötigen Kummer. Dann forderte Dr. Phosphorus Dr. Chamomilla auf, den Toast auf die Kinder auszusprechen. Dr. Chamomilla widersprach darin Dr. Lachesis: Wenn die Frauen nicht heiraten, gibt es schließlich auch keine Babies mehr, und wer soll dann mit ihnen jede Nacht, wenn sie eine Kolik haben, auf dem Flur spazieren gehen?

Als Dr. Ignatia aufgefordert wurde, für die verstorbenen Mitglieder zu sprechen, gab es den ersten traurigen Mißton. Sie war äußerst empfindlich und gewissenhaft, und als sie von diesen Kollegen sprach, wollte sie vor lauter Kummer nie wieder an einem solchen Treffen teilnehmen.

Dr. Natrium muriaticum, Dr. Pulsatilla und noch einige andere mußten zu ihren Taschentüchern greifen und sich die Tränen trocknen.

Leider ist die Zeit so knapp, daß ich nicht mehr über den Vortrag von Dr. Sulfur über den Allgemeinpraktiker, den von Dr. Chininum sulfuricum über die Homöopathie, die Abhandlung von Dr. Malandrinum über die Impfungen und die sich daran anschließenden Diskussionen berichten kann. Ich würde gern noch über so vieles sprechen, was auf diesem Kongreß behandelt wurde, und wofür die Zeit fehlt. Ich hoffe aber, Sie alle im nächsten Jahr wieder in den Materia-Medica-Wäldern von Pennsylvania zu treffen.

Mercurius — Sulfur — Cinnabaris

Wer hätte denn je vermutet, daß Herr Mercurius und Fräulein Sulfur einmal heiraten und dann auch noch einander? Fräulein Sulfur ist eine etwas philosophisch eingestellte Frau, sie erfindet immer etwas und findet auch immer etwas heraus. Gewiß, sie ist schmutzig und faul, doch die Faulheit ist die Mutter der Erfindung. Manchmal ist sie wochenlang unglücklich und will sterben, dann ist sie auch zu faul, etwas zu entdecken.

Herr Mercurius dagegen ist ein ganz anderer Typ als Fräulein Sulfur. Er gehört einer anderen Gesellschaftsschicht an, er fühlt sich wohl unter seinesgleichen, sie legt keinen Wert darauf. Herr Mercurius ist träge und würde sich daher nichts einfallen lassen, auch wenn es gälte, das eigene Leben zu retten. Fräulein Sulfur ist dagegen einfach zu faul, sich anzustrengen; sie ist schmutzig und ihr Zuhause ebenfalls. Sie hat sich so an den Dreck gewöhnt, daß sie ihn nicht mehr sieht. Mit ihren Gedanken ist sie immer bei etwas Wichtigerem.

Herr Mercurius dagegen ist immer in Bewegung und kann keine Minute stillhalten, falls er die Kraft dazu hat. Und wie man es bei einem so ungleichen Paar nicht anders erwarten kann: Sie schilt ihn, weil er nie stillsitzen kann und er sie, weil sie das Haus nicht sauber macht. Sie behält dabei immer die Oberhand, denn er fürchtet sich vor ihr und hat nicht den Mut, ihr zu widersprechen, obwohl er manchmal auch ziemlich unverschämt sein kann.

Dieses ungleiche Paar hatte 2 Kinder. Cinnabaris, der Erstgeborene, glich seinem Vater, er wuchs heran, nahm am gesellschaftlichen Leben teil und wurde in späteren Jahren ziemlich populär. Mercurius sulfuricus war ein Nachzügler und ähnelte der Mutter. Er spielte keine große Rolle, man begegnete ihm selten.

Cinnabaris ist fröhlich und aufgeweckt und plagt sein Gehirn nicht mit metaphysischen Problemen. Er vernachlässigt manches, einfach, weil er es vergißt. Manchmal ist er reizbar — wie seine Mutter, und dann wieder will er seine Ruhe haben — ein Erbteil beider Eltern. Und wenn sich auch viele Menschen mit vollem Magen wohl fühlen, er nicht; nach einem guten Essen ist er gereizt, auch hat er seit seiner Kindheit einen schwachen Magen. Das

Großziehen der Kinder war für die Eltern recht problematisch. Mercurius sulfuricus hat einen ähnlich empfindlichen Magen wie sein Vater; Mercurius hat oftmals nach dem Essen Magenbeschwerden, aber obwohl ihm so oft übel ist, daß er beinahe ohnmächtig wird, ist er doch im Magen nicht so empfindlich wie seine Söhne. Mutter Sulfur hat ebenfalls einen schwachen Magen, sie erbricht sich oft vor oder nach dem Essen. Der älteste, Cinnabaris, klagt auch oft über Magenstörungen, erbricht dann bald und fühlt sich danach erleichtert. Beiden Brüdern geht es nach dem Erbrechen besser.

Im Sommer, als er 2 Jahre alt war, erkrankte Mercurius sulfuricus an Cholera infantum; kein Wunder bei seinem schwachen Magen und der faulen und unsauberen Mutter! Wie seine Mutter, hatte auch er schon frühmorgens Beschwerden: Reichliche gelbe oder weiße, wäßrige Stühle schossen im Strahl heraus und brannten schmerzhaft am After.

Cinnabaris bekam keine Cholera infantum, doch als er älter war, erkrankte er an Ruhr. Der Stuhl war schleimig, grün, mit Blut vermischt. Wie auch sein Vater, so fühlte er sich nachts schlechter. Der Stuhl färbte ihm die Haut um den After herum kupferfarben, seinem Vater dagegen nicht.

Der kleine Mercurius sulfuricus hatte einen Hydrothorax, ein Erbstück seiner Mutter. Wie sie, litt er auch an großer Atemnot, so daß er sich nicht niederlegen konnte; seine Anfälle waren nachmittags schlimmer, bei seiner Mutter dagegen nachts. Cinnabaris und auch sein Vater hatten keine solchen Zustände.

Als die Jungen älter wurden, folgten sie dem väterlichen Beispiel, traten in einen Club ein, trieben sich nachts herum und bekamen so dieselbe Krankheit wie ihr Vater.

Diese spezifische Erkrankung von Mercurius sulfuricus war von heftigen Kongestionen begleitet, die aber einfach unterdrückt wurden. Seine erste gonorrhoische Infektion konnte Cinnabaris noch unterdrücken, er zog sich jedoch ein zweites Mal eine Gonorrhoe zu und dazu eine Syphilis. Nun hatte er wirklich Beschwerden. Er nahm ständig Mercur und Kalium jodatum, konnte aber diese Beschwerden nicht gänzlich niederhalten. Er hatte lange Zeit gelbgrünen Ausfluß. Durch eine syphilitische Phimose war die Vorhaut schrecklich geschwollen, wurde violett und geschwürig. Es bildeten sich sycotische Warzen, und als er schließlich alles bekämpft hatte, bekam er syphilitische Kehlkopfgeschwüre und gonorrhoischen Rheumatismus, syphilitische Iritis und Knoten am Schienbein. Mercurius sulfuricus bekam Geschwüre an beiden Knöcheln, und wie bei seinem Vater waren auch bei ihm die Schmerzen nachts schlimmer, und beide Jungen waren — genau wie er — nachts unruhig.

Es war hauptsächlich das Brennen, was ihn belästigte, es brannte im Mund, auf der Zunge, im Hals, im Kehlkopf, in der Brust, im Bauch, im After, in den Ohren, im Gesicht und an den Füßen. Das Brennen fand sich nun auch bei Cinnabaris, jedoch nicht so stark wie bei Mercurius sulfuricus. Daß beide dieses Brennen hatten, war kein Wunder, schließlich hatten es ja auch beide Elternteile.

Der Mund von Mercurius sulfuricus sieht genau so aus wie der seines Vaters. Das Zahnfleisch ist bei beiden bläulich verfärbt, auch haben beide Geschwüre, nur ist der Mund des Sohnes trockener als der des Vaters.

Nachts beginnen die Beschwerden. Beim Vater fängt es schon früher an, es juckt wie Flohstiche, besonders schlimm in der Wärme. Kratzen tut wohl, nur muß er immer wieder aufstehen und das Laken auskühlen lassen. Und kaum liegt die Mutter im Bett, da juckt es sie mal hier, mal dort, kurz am ganzen Körper. Sie muß kratzen, bis es blutet, und danach sticht oder brennt es, aber das ist erträglicher als das Jucken. Auch Cinnabaris juckt es, aber je mehr er kratzt, desto mehr juckt es. Mercurius juckt es nur an Nase und Kopfhaut, und während die anderen wegen des Juckens nachts unruhig sind, ist er wegen schlechter Träume ruhelos. Falls einmal weder Jucken noch Träume die Nachtruhe stören, sind Schmerzen zur Stelle, die in allen Varianten die Familie nachts plagen.

Nachbarn, die keine sind

Es gab einstmals 2 Nachbarn, die wohnten sich gegenüber: Apis und Rhus tox. Sie sind einander sehr ähnlich, so daß man bei oberflächlichem Hinsehen beide leicht miteinander verwechseln kann. Weil sie sich so ähneln, sollte man meinen, sie könnten miteinander befreundet sein; sie waren auch häufig zusammen, jedoch als Feinde.

Ging Rhus irgendwohin, so folgte ihm Apis gewiß niemals. Kamen sie zufällig ins selbe Haus, stritten und zankten sie, und keiner konnte den Streit schlichten. Sie wollten sich auch auf keinen Fall vertragen, und wenn das ganze Haus darüber zerfiele. Apis war nervös, reizbar, hysterisch, unruhig, besonders nachts und meinte, er müsse sterben. Rhus behauptete, er habe nie so laute schrille Schreie vernommen, wie die der Kinder von Apis. Wenn es seine gewesen wären, so hätte er ihnen das Brüllen ausgeprügelt. Zwar meinte er, seine Kinder sind nachts auf, werfen die Bettdecke weg und stehen sogar auf, doch waren sie so erzogen, nachts ruhig zu sein und die Nachbarn nicht zu stören. Glaubte er! Doch tatsächlich schrien die Rhus-Kinder genau so schrill und laut wie die Apis-Kinder, doch niemand hört den Lärm seiner eigenen Kinder. Rhus war in dieser Zeit mutlos, daß er sich am liebsten ertränkt hätte, wenn er sich nicht vor dem Tode gefürchtet hätte; Apis fürchtete sich auch vor dem Tod und dachte nie an Selbstmord.

Die Apis-Kinder neigten zu Kopfbeschwerden, Hydrozephalus, die Fontanellen öffneten sich wieder, die Kinder bohrten den Kopf in die Kissen, rollten ihn hin und her, mit roten Augen, heißem Kopf, kalten Händen. Der Urin war unterdrückt, und sie schrien plötzlich laut und schrill. Rhus war dankbar, daß seine Kinder keinen Hydrozephalus hatten; er meinte, wenn Frau Apis ihre Kinder im Sommer, als sie an Ausschlägen und Fieber gelitten hatten, richtig behandelt hätte, wäre das alles nicht gekommen.

Apis und Rhus neigten zu denselben Krankheiten. Das ärgerte sie sehr, was der eine hatte, bekam der andere auch: z.B. entzündete Augen. Die Lider waren bei beiden geschwollen und ödematös, und sie waren auch bei beiden geschlossen und hingen wie

Säcke im Gesicht, und auch die Tränen waren bei beiden brüh-
heiß. Nun färbten sich bei Apis die Lider dunkelblaurot oder pur-
purweiß, bei Rhus dagegen feuerrot. Während Apis ein Erysipel
der Lider hatte, breitete sich der Ausschlag zum Gesicht hin aus.
Bei Rhus jedoch waren kleine Wasserbläschen über das ganze Gesicht verstreut. Apis machte kalte Umschläge, weil ihm das guttat,
und Rhus nahm dazu warmes Wasser; wegen der entgegengesetz-
ten Anwendung hielt jeder den anderen für einen Dummkopf.

Beide hörten etwas schwer, als Folge einer Scharlachotitis, und
Rhus' Ohr sonderte einen blutigen und wundmachenden Eiter ab.
Beide hatten auch nach Scharlach Wassersucht, ferner morgens
Nasenbluten, Rhus aber auch nachts. Apis neigte zu Erysipel im
Gesicht; das war äußerst heiß, rosarot oder blaugrau, aufgedun-
sen, glänzend, bei Berührung schmerzhaft brennend. Es war nur
einseitig, oder es begann rechts und zog nach links. Das Erysipel
von Rhus war heiß, stark geschwollen, dunkel oder hellrot, glänzend und mit Bläschen bedeckt, brennend, stechend, juckend,
doch es begann stets links und ging dann nach rechts.

Sie waren sehr liebenswürdig zueinander. Rhus sagte: „Wenn
ihr böse Kinder sehen wollt, geht zu Apis und seht, wie die
Kleinen mit den Zähnen fletschen." Apis meinte, seine Kinder
seien nicht bös, und das Fletschen sei unwillkürlich, und sie könnten nichts dafür, „wenn ihr aber schmutzige Kinder sehen wollt,
dann geht zu Rhus, deren wunde Köpfe stinken so sehr, daß man
sie nicht näher ansehen möchte, und die Haare sind wie wegge-
fressen." Rhus meinte dagegen, seine Kinder hätten keine Läuse
— was man von Apis-Kindern wohl nicht behaupten könne. —
Kurzum, die Köpfe von Rhus-Kindern mußten nie geschoren werden, da sie Läuse hatten.

Apis sagte: Rhus fühle sich so erhaben, daß sogar Fleisch für
ihn nicht genug sei; es müßten Austern und andere Leckereien
sein, und er verachte auch Bier und Tabak. Rhus sagte von Apis, er
ahme ihn in jeder Weise nach; sogar die Zungenspitze sei bei ihm
genauso rot. „Apis ist in seiner Beschränktheit einfach neidisch,
sonst würde er so etwas nicht behaupten."

Rhus neigte zu Rheumatismus, besonders wenn er naß geworden und seine Muskeln überanstrengt waren; seine Gelenke waren
davon befallen, auch die Sehnen und die Sehnenansätze, meistens

der linken Seite. Rhus konnte stürmisches Wetter nicht ausstehen, da hatte er so große Schmerzen, daß er sich nicht beherrschen konnte, solange der Sturm anhielt. Immer wenn sich Rhus bewegte, hatte er Schmerzen, blieb er aber in Bewegung, so ließen die Schmerzen nach. Als er eines Tages, als wieder ein Sturm nahte, über den Flur wie ein gefangener Löwe spazierte, ärgerte er sich maßlos über Apis, der ihn verspottete. Natürlich stöhnte Apis auch über Rheumatismus, der bei ihm aber auf der rechten Seite saß. Apis sah zu Rhus hinüber und meinte: „Wenn die Schmerzen bei ihm so stark wären wie bei mir, könnte er nicht so herumgehen" — und Rhus dachte im stillen, Apis' Leiden können gar nicht so schlimm sein, sonst könnte er sich nicht so ruhig verhalten. Das nasse Wetter schien Apis nicht soviel auszumachen wie Rhus. Rhus rieb seine schmerzhaften Gelenke und hoffte, daß er nie solche Gichtknoten bekäme wie Apis, aber er hätte sich denken können, daß das nur eine vage Hoffnung war, denn alle seine Vorfahren hatten Gichtknoten an den Händen. Apis wußte dagegen, daß seine Unbeholfenheit von einer drohenden Paralyse herrührte, der Wirbelsäulenbeschwerden vorausgegangen waren. Rhus dagegen hatte, nach Schlafen auf kaltem Boden, im Rücken Beschwerden — jedoch keine Lähmungen gehabt. Er konnte Apis alles über Rückenbeschwerden erzählen, die bei ihm besonders nach Überanstrengung und Erkältungen auftraten.

Rhus erwachte eines Morgens mit heftigem Herzklopfen. Er hatte sich am Tage zuvor überanstrengt. Wegen seines organischen Herzfehlers sollte er sich vor Überanstrengungen und Nässe hüten. Er blickte aus dem Fenster und schaute, ob ihn Apis wieder nachahmte. Und tatsächlich: Apis saß am Fenster und schnappte nach Luft. Sein Gesichtsausdruck war voller Angst, jeder Herzschlag erschütterte den ganzen Körper, es sah aus, als sei jeder Atemzug der letzte. Aber Rhus nahm an, daß Apis ziemlich hysterisch sei. Apis hätte sich nicht so sehr über das neue Impfgesetz aufregen sollen, doch Apis hatte seine eigenen Erfahrungen damit gemacht. Seine Kinder konnten das Impfen nicht vertragen, Arme und Schultern schwollen sehr stark an, waren berührungsempfindlich. Es bildeten sich rote Flecken und rote Schleifen, die nach der Achsel hinzogen, es kam zu einem Erysipel und zu Abszessen, aus denen sich viel Eiter entleerte, dann stieß sich ein großer, nekrotischer Pfropf ab. Apis befürchtete eine Blutvergiftung und wollte daher durch weiteres Impfen das Leben seiner Kinder nicht noch mehr gefährden. Auch weil seine Kinder trotz der Impfung an Pocken gestorben waren, lehnte er das Impfen als barbarisch ab. Rhus meinte dazu, Apis sei „voreingenommen".

Bei Apis und bei Rhus litt je ein Kind an einem bedrohlichen Durchfall. Das Rhus-Kind hatte eine Ruhr von typhusähnlichem Charakter, das Apis-Kind litt an Cholera infantum mit Neigung zu meningistischen Reizzuständen. Der Stuhl stank bei beiden, ging schmerzlos und unwillkürlich ab; beim Apis-Kind ging bei jeder Bewegung Stuhl ab, der After war ständig naß, was das Kind aber nicht bemerkte. Das Rhus-Kind fühlte sich nachts schlechter und nach dem Genuß von Eiswasser. Die Beschwerden traten nach Durchnässen und nach Überanstrengung auf, sie waren schlimmer bei feuchtem, kalten Wetter. Der Zustand des Apis-Babies war morgens, im warmen Zimmer, nach sauren Getränken und bei Bewegung schlechter. Beide hatten Schmerzen vor dem Stuhl, Drängen und Tenesmen; bei Rhus zogen sich die Schmerzen nach den Oberschenkeln hinunter, und das Apis-Kind hatte das Gefühl, als würden seine Gedärme beim Stuhl gequetscht. Nach dem Stuhl ließen bei Rhus die Schmerzen und das Drängen nach, Apis dagegen hatte einen wunden After; im Enddarm pulsierte es und war heiß. Rhus' Zunge war trocken, rauh, hatte rote Ränder und die Spitze war auch rot. Apis' Zunge war trocken, glänzend, rissig, und Apis hatte wenig oder gar keinen Durst. Rhus verlangte nach kalter Milch oder nach kaltem Wasser. Apis hatte das Gefühl, als seien die Bauchwände wund, wie zerquetscht und bei dem geringsten Druck äußerst berührungsempfindlich. Rhus hatte Schmerzen, die in den Oberschenkel hinunterzogen; es tat ihm gut, wenn er sich öfters bewegte. Das Rhus-Kind schlief unruhig und träumte von harter Arbeit und von Schwierigkeiten; das Apis-Kind dagegen lag im Stupor, der gelegentlich durch schrille, scharfe Schreie unterbrochen wurde. Aber Rhus und Apis kümmerten sich so gut um ihre Kinder, daß sie sich bald wieder erholten.

Rhus hatte sich erkältet. Er war vor 3 oder 4 Tagen mehrere Stunden im Regen unterwegs gewesen und war völlig durchnäßt worden. Nun hatte er Brustbeklemmungen, war nachts ruhelos, hatte Schmerzen in der Brust und konnte nicht durchatmen; er atmete schneller. Er war besonders nachts sehr kurzatmig und hatte einen trockenen, rauhen Husten mit ziehenden Schmerzen in der Brust. Zur selben Zeit hatte sich auch Apis erkältet. Ihn plagte morgens und abends ein trockener, spastischer Husten, der nachts schlimmer war, besonders wenn er tief einatmete.

Rhus saß eines Tages in einem Park und 2, 3 Tage später erwachte er morgens mit roten Händen, geschwollenem Gesicht und mit Bläschen, die eine klare gelbe Flüssigkeit enthielten und später große Blasen wurden. Als diese Blasen aufbrachen, und die Flüssigkeit auf die Haut kam, bildeten sich dort neue Bläschen. Es brannte und juckte sehr stark. Jede Berührung juckte heftig, durch Reiben wurde es etwas besser, doch breitete sich der Ausschlag noch weiter aus, und außerdem machte ihn das Brennen und Jukken beinahe verrückt. Heißes Wasser verschlimmerte zunächst alles, doch später wurde es dann besser. Jetzt, dachte Rhus, habe er zum ersten Mal etwas, was Apis nicht bekommen könne. Doch da hatte Apis schon rote Flecken und auch Bläschen. Das Jucken, Brennen und Stechen war unerträglich, und Apis kratzte, bis es blutete. Durch den leisesten Luftzug wurde der Ausschlag schlimmer; er war sehr empfindlich gegen Zimmer- und Bettwärme. Apis hatte selten einen solchen Ausschlag, er neigte mehr zu Nesselsucht, die wie Bienenstiche aussah. Das waren kleine weiße Flecken mit roten Höfen, die heftig juckten, nachts schlimmer als am Tage, etwas erhaben, sehr schmerzhaft und berührungsempfindlich waren und purpurn oder bleigrau aussahen. Rhus hatte manchmal Nesselsucht, die dann auftrat, wenn er naßgeworden war.

Apis war nervös, viel reizbarer als Rhus und wegen dieser Nervosität fand Apis nachts keine Ruhe; Rhus ließen die Schmerzen keine Ruhe. Apis fühlte sich sehr gliederschwach und legte sich, genau wie Rhus, gern nieder. Apis war morgens so verschlafen, daß man ihn kaum wecken konnte, und abends ging es ihm allgemein schlechter. Rhus fühlte sich besonders am Abend schlecht, Apis am Morgen. Apis fühlte sich in frischer, kühler Luft besser, Rhus dagegen in warmer Luft. Apis ging es bei Bewegung schlechter, Rhus dagegen bei fortgesetzter Bewegung besser. Apis wurde nach Gemütsbewegungen krank, bei heftigem Gemütsschock, Stichwunden, Sezierwunden und unterdrückten Ausschlägen.

Rhus wurde immer krank nach akut unterdrückten Schweißen, bei feuchtem Wetter, durch Nässe und bei Überanstrengungen.

Die Apis-Familie neigte zu Hydrops aller Art, in der Arachnoidea, im Pericard, in der Pleura oder im Zellgewebe, dabei spielte die Grundkrankheit keine Rolle, ob es Scharlach, chronischer Rheumatismus, Angina pectoris oder Marasmus waren. Die Frauen der Familie neigten auch zu diesen Schwellungen und Hydrops während der Schwangerschaft, bei Eklampsie, bei Prolaps des Uterus, bei Amenorrhoe, auch bei Brustkrebs.

Eines Tages blickte Rhus aus dem Fenster und sah seinen unglücklichen Nachbarn auf der Veranda sitzen; er war überall geschwollen, vom Scheitel bis zur Sohle, an Armen, Bauch, Beinen und Füßen. An einigen Stellen war die Haut aufgebrochen, und Wasser quoll daraus hervor. Rhus hatte zwar auch einmal solche Schwellungen gehabt, aber es ging ihm nicht so schlecht, daß er im Bett gestützt und zu Hause bleiben mußte. Wegen seines Herzfehlers war die Prognose für Apis sehr ernst; das Herz war dekompensiert, und so konnte man Apis nicht mehr helfen, nur noch seine Leiden ein wenig lindern.

Rhus überlebte ihn nicht lange. Er bekam aus unerklärlichen Gründen die Pocken. Er hatte einen lividen Ausschlag mit hohem Fieber und schien vor Durst schier zu verbrennen. Lippen und Zähne waren mit dickem, braunem Schleim bedeckt, er hatte blutige Durchfälle, war sehr schwach und konnte nur spärlich Wasser lassen. Er folgte Apis bald nach — ob sie sich jetzt wenigstens vertragen?

Ein Tag auf dem Ozean

Am 19. März 1909 um 11 Uhr legte die „Hohenzollern" langsam von der Pier in Brooklyn ab und zog in Nebel und Sprühregen hinaus. Wir winkten unseren Freunden zum Abschied und ahnten nicht, was die Nacht noch alles bringen sollte. Wir standen an der Reeling, bis unsere Freunde in der Ferne verschwanden. Die Glocke rief uns zum Essen, und wir gingen in den Speisesaal.

Dort entdeckten wir eine ganze Menge alter Bekannter und Freunde. Der dumme Herr Cocculus war auch dabei; er ist unentschlossen, nichts gefällt ihm, er bringt nichts fertig und redet und redet, bis man vom Zuhören völlig erschöpft ist. Damit will er seine Schüchternheit verbergen. Er fürchtet sich so sehr vor dem Tod, daß es beinahe an ein Wunder grenzt, daß er überhaupt mit auf dem Schiff ist. Sollte das Schiff havarieren, so könnte er vor lauter Verzweiflung, Schluchzen und Stöhnen nur dasitzen und nichts zu seiner Rettung unternehmen.

Neben ihm saß Herr Nux vomica, beide am anderen Ende des Speisesaals, soweit wie möglich von der Tür zur Küche weg. Herr Nux vomica ist derart überempfindlich, so daß er schon den Geruch von Speisen nicht vertragen kann. Er ist sehr wählerisch, vorsichtig und ärgert sich über jede Kleinigkeit maßlos, wenn er aber nicht gereizt und nicht deprimiert ist, ist er im Umgang ein netter Mensch. Herr Petroleum saß ihnen gegenüber. Er ist äußerst empfindlich, schnell beleidigt und kann dann sehr heftig werden, so daß wir uns alle vor ihm in acht nahmen. Er macht sich ständig Sorgen um seine Familie; so bereute er, daß er sie verlassen hatte, und wir stimmten ihm darin zu.

Links vom Kapitän befand sich Herr Tabacum. Wenn er nicht gerade wieder einmal depressiv ist, was bei ihm mit Verdauungsstörungen einhergeht, dann ist er fröhlich, lustig, beredt, wobei er rechten Unsinn verzapfen kann. Er kann sich nicht lange vernünftig auf ein Thema konzentrieren.

Frau Carbolicum acidum saß neben Herrn Cocculus; sie war ruhig, sanft und so geistesabwesend, daß sie ihn überhaupt nicht bemerkte. Herr Glonoinum war ein glänzender Redner und Unterhalter. Sein Ideenreichtum schien so gewaltig, daß er die ganze

Gesellschaft ohne sichtliche Anstrengung unterhielt. Es gab allerdings auch Zeiten, in denen ihm nicht nach Reden zumute war. Dann konnte man kaum ein Wort aus ihm herausbringen.

Herr Kalium bichromicum saß neben Frau Carbolicum acidum. Er war faul, unentschlossen und schlechter Laune, so daß die anderen Passagiere meinten, er wäre doch besser zu Hause geblieben. Wahrscheinlich bekamen ihm der Geruch der Speisen und die schlechte Luft nicht. Er war eigentlich ein armer Kerl, doch die anderen wußten nichts davon, und so machten sie sich ein ganz falsches Bild von ihm.

Fräulein Kreosotum setzte sich neben Herrn Tabacum. Sie war rührselig und den Tränen recht nahe. Sie klagte über Weltschmerz; sogar die Späße von Herrn Tabacum brachten sie nicht zum Lachen, und als die Kapelle zu spielen anfing, kamen ihr die Tränen; sie wußte wohl nicht warum.

Fräulein Colchicum saß auf der anderen Seite von Herrn Nux vomica. Sie war ausgebildete Krankenschwester und hatte gerade einen schwer Erkrankten versorgt. Dadurch war sie sehr erschöpft und brauchte viel Ruhe. Deshalb machte sie diese Schiffsreise. Wie Herr Nux vomica so vertrug auch sie den Geruch von Speisen nicht. Sie konnte nicht einmal Nahrungsmittel sehen.

Frau Lacticum acidum trat als ständig schuldsuchende, sarkastische Frau auf, die an andere hohe Anforderungen stellte, leider nicht an sich selbst. Sie saß neben Herrn Petroleum und forderte ihn ständig heraus. Fräulein Sepia, die auf der anderen Seite von Herrn Cocculus saß, war sehr gedrückter Stimmung. Sie war nervös, das geringste Geräusch störte sie. Sie hatte böse Vorahnungen und war sicher, daß etwas Schreckliches passieren würde. Herr Cocculus, der selbst äußerst schüchtern und dumm war, wußte nicht, wie er sie beruhigen konnte. Fräulein Theridion saß rechts vom Kapitän, dann kam Herr Glonoinum. Sie zeigte sich als eine fröhliche, beredte Frau, die gern mit Herrn Glonoinum die Klinge kreuzte. Auch ihr verging die Zeit zu schnell.

Das Essen war ausgezeichnet, es gab ein reichliches Menü. Nur Herr Cocculus war schon durch den Anblick der Speisen so angewidert, daß er nur etwas Brot aß und Wasser dazu trank, obwohl er bei dieser ersten Mahlzeit auf hoher See hungrig und durstig war. Selbst das Bier, das er sonst so oft trank, lehnte er ab.

Fräulein Colchicum hatte zwar beim ersten Anblick der Speisen Appetit auf so viele schöne Sachen, doch als dann aufgetragen wurde, schauderte es sie schon vom Geruch und ihr wurde übel. Herr Nux vomica hatte zwar Hunger, doch keinen Appetit, als er zu Tisch kam. Das einzige, was er wirklich mochte, war fettes Fleisch und Butter; er aß soviel er nur konnte, obwohl er wußte, daß ihm Fett nicht bekam. Zum Schluß trank er Branntwein und Bier, wonach es ihn sehr gelüstete.

Es gab viel, was Herrn Petroleum zusagte, und er aß auch mehr als genug davon; dazu spülte er alles mit Bier hinunter — kein Wunder, daß er nachher seekrank wurde.

Herr Kalium bichromicum hatte zwar wenig Appetit, aber sehr großen Durst auf Bier. Fräulein Kreosotum war recht hungrig. Sie aß gern gutes geräuchertes Fleisch, falls es — wie hier — welches gab. Sie wollte warme Speisen, kalte taten ihr nicht wohl. Außerdem liebte sie alkoholische Getränke. Sie erwärmen den Magen! Sagte sie. Auch die Art und Weise, in der Fräulein Lacticum acidum sich auf Speisen und Getränke stürzte, zeigte, wie gierig sie auf Essen und Trinken war.

Fräulein Theridion hatte Appetit, wußte jedoch nicht, was sie wollte. Schließlich nahm sie Orangen und Bananen. Sie hatte auch Durst auf Wein und Branntwein, und wenn sie ein Mann gewesen wäre, hätte sie Zigarren geraucht. Früher hatten einmal einige Passagiere unser Schiff „Billie the Roller" getauft, und jetzt zeigt es sich zu unserem Leidwesen, daß es seinem Namen alle Ehre machte. Fräulein Colchicum war es vom Geruch der Speisen sehr übel geworden; sie fühlte, daß sie es nicht noch länger aushalten konnte und eilte in ihre Luxuskabine, um Unangenehmem im Speisesaal vorzubeugen. Nun stellte es sich heraus, daß weder Herr Tabacum noch Herr Glonoinum Alkohol vertragen konnten; schon vom Alkoholdunst wurden sie betrunken, und Herrn Glonoinum wurde schon von einem Schluck Wein schlecht, und so gingen sie mit Fräulein Colchicum, angeblich als Begleitung, jedoch froh, eine Entschuldigung zu haben. Fräulein Colchicum ging es gleich besser, als es nicht mehr nach Essen roch. Sie legte sich in ihrer Kabine hin und verhielt sich ganz still.

Herrn Nux vomica war es zwar übel, er war totenbleich, aber er wußte, daß er sich nicht übergeben konnte. So blieb er noch sitzen, nachdem Fräulein Colchicum gegangen war, mußte aber kurz danach aufbrechen. Fräulein Carbolicum acidum hatte nur wenig gegessen, mußte aber hinausgehen und sich übergeben. Sie ging nicht in ihr Gemach, weil die Kabine auf sie heiß und beengend wirkte. Schon beim Anblick der Speisen war es Herrn Kalium bichromicum übel geworden; nun ging er in seine Kabine und erbrach alles, was er gegessen hatte. Danach ging er an Deck; an der frischen Luft war es ihm gleich besser. Herrn Cocculus ging es gut, doch als er an Deck gekommen war und sah, wie das Schiff schlingerte, hob sich auch sein Magen auf und ab, und er gab alles von sich. Dann rannte er in seine Kabine, legte sich hin, schloß die Augen, so daß er sich weder bewegte, noch etwas sich bewegen sah und fühlte sich danach besser. Ihm wäre wahrscheinlich wohler gewesen, wenn er keine Todesangst gehabt hätte.

Währenddessen brachte Herr Tabacum Fräulein Colchicum in ihre Kabine, merkte aber dann, daß die Bewegung für ihn zuviel war. Er fühlte sich vom Magen her sehr übel, war benommen und ohnmächtig und kalter Schweiß brach aus ihm hervor. Er schwankte an Deck, wo er ruhig stehen konnte. Jede Bewegung verschlechterte seinen Zustand, aber er wußte, daß ihm das stille Stehen gut tat. Herrn Kalium bichromicum und Fräulein Carbolicum acidum ging es inzwischen wieder besser, aber als sie Herrn Tabacum sahen, erschraken sie; mit kaltem Schweiß auf Stirn und Händen sah er blaß und elend aus, so daß sie dachten, er kollabiere. Sie brachten ihn an einen geschützten Ort, wo er sich nicht zu bewegen brauchte, und bald fing er auch wieder mit seinem dummen Geschwätz an.

Frau Lacticum acidum tat die Bewegung auch nicht gut, so setzte sie sich eine Weile neben Herrn Tabacum, doch bekam ihr die kalte Luft nicht. Sie gab dem Wetter die Schuld und ging nach unten.

Als Herr Glonoinum, der Herrn Tabacum suchte, wieder unter Deck kam, fand er Herrn Nux vomica, der sich über die Reeling lehnte. „Opfern Sie auch den Fischen?" sagte er und klopfte Herrn Nux vomica burschikos auf den Rücken. Doch der hatte gerade seine Probleme, wie er sein Essen loswerden konnte, und als er diesen Unsinn hörte, wurde er wütend und hätte Herrn Glonoinum am liebsten niedergeschlagen — Herr Glonoinum konnte gerade noch einem Buch ausweichen, das Herr Nux vomica ihm an den Kopf werfen wollte. Doch nun hatte sich Herr Glonoinum schon wieder zuviel bewegt und verspürte ein so widerwärtiges, warmes Gefühl in Brust und Magen, daß er davonging und sich neben Herrn Tabacum setzte.

Als ich mich nach dem Rest unserer Freunde umsah, entdeckte ich Fräulein Sepia. Sie hatte arge Kopfschmerzen und lag in ihrer Kabine. Sie fühlte sich im Liegen besser, und so ließ ich sie in Ruhe; ich wußte, sie wäre an frischer Luft traurig und schwermütig geworden. Ich traf Fräulein Kreosotum bei einem Spaziergang an Deck. Sie hatte alles, was sie gegessen hatte, erbrochen, sogar das Frühstück und war so ruhelos, daß sie nicht stillhalten konnte. Fräulein Theridion hatte auch schlimmes Kopfweh; sie war nervös und deprimiert. Sie konnte weder sprechen, noch sich bewegen, noch die Augen schließen, alles machte sie so krank. Ich gab ihr ein Glas warmes Wasser; das tat ihr gut, denn Würgen und Übelkeit besserten sich.

Herrn Petroleum plagten seit dem Essen Übelkeit, Koliken und Schläfrigkeit. Ich fand ihn warm eingehüllt im Bett. Er war in einen unruhigen Schlaf gefallen. Als ich ihn so beobachtete, gedachte ich der Unmenge all dessen, war er verspeist hatte, und ich wunderte mich nicht mehr über seine Unruhe. Ich ging an Deck zurück und gesellte mich zu der Gruppe um Herrn Tabacum, gerade als Herr Nux vomica kam. Er hatte seine Prüfung an der Reeling bestanden und fühlte sich nun wohler. Herr Glonoinum bemerkte, er habe keine weitere Verwendung für das Buch von Herrn Nux vomica und gab es diesem zurück, der es wortlos an sich nahm.

So verlief der erste Tag, nachdem wir Amerika den Rücken gekehrt hatten.

Plumbum

Herr Plumbum lebt in einer armen, doch anständigen Gegend. Er ist Maler und hat sein ganzes Leben lang hart gearbeitet. In späteren Jahren wurde er ein vollkommenes geistiges wie körperliches Wrack. Er magerte so stark ab, daß seine Haut ganz faltig und runzlig wurde und überall die Knochen herausstanden. Er ist außerordentlich empfindlich gegen frische Luft, daß er sogar im Sommer dick bekleidet herumläuft und dabei nie schwitzt.

Herr Plumbum ist mutlos, was auch nicht verwunderlich ist, denn seine Frau bekommt immer dann einen hysterischen Anfall, wenn er ihrer Hilfe und Zuneigung am meisten bedarf. Seine Nachbarn bedauern ihn und kommen oft, um ihm zu helfen, denn für eine solch hinterlistige Person — wie Frau Plumbum — haben sie nichts übrig. Wenn ihr jemand zuschaut, täuscht sie oft Krankheit, ja sogar Ohnmacht vor. Obwohl die Nachbarn für solchen Unsinn kein Verständnis haben, sind sie zu Herrn Plumbum sehr freundlich.

Frau Arsenicum, Frau Ignatia und Frau Carlsbad bevorzugen Roggenbrot und bringen deshalb Herrn Plumbum gern eine Kostprobe ihres Gebackenen; doch macht Frau Arsenicum dabei immer einen so ängstlichen und unruhigen Eindruck, und Frau Ignatia unterdrückt so offensichtlich ihr Schluchzen, daß Herr Plumbum beiden mißtraut. Er meint, sie wollten ihn sicher mit diesem Roggenbrot vergiften. Obwohl er es gern gegessen hätte, hatte er davor Angst. Solche Gedanken hat Herr Plumbum öfters, er meint, jeder in seiner Umgebung sei ein Mörder und wolle ihn umbringen. Nur bei Frau Carlsbad macht er eine Ausnahme. Sie ist sehr gesprächig, sympathisch und immer bereit, ihn zu bemitleiden. Er unterhält sich nicht gern, weil er oftmals nicht die richtigen Worte beim Erzählen findet, doch Frau Carlsbad ist so gutmütig, daß er nicht viel zu sagen braucht. Sie sagt ihm, daß sie das gut verstehen könne, weil sie dieselben Schwierigkeiten hat, wenn sie etwas schreiben will, und außerdem entfallen ihr oft Namen. Herr Plumbum möchte schon ihr Roggenbrot essen, nur hätte er viel lieber Gebäck und Eis, doch das mag nun wieder Frau Carlsbad nicht, und deshalb kommt ihr das nicht in den Sinn. Bei Herrn Plumbum stellen sich die Gedanken so langsam ein, daß sie schon längst fortgegangen ist, noch ehe er sie etwas fragen konnte.

Herr Plumbum ist in jeder Hinsicht träge, auch in seinen körperlichen Funktionen. Er erfaßt einen Gedankengang nur äußerst langsam, und seine Antwort erfolgt auch wieder ähnlich langsam. Das genügt Frau Plumbum, wenn er nicht schnell genug ist, einen hysterischen Anfall zu bekommen. Manchmal sticht sie ihn auch mit einer Nadel, um ihn rascher zum Antworten zu bringen, aber das nützt gar nichts, denn er spürt den Nadelstich auch nur mit erheblicher Verspätung.

Eines Tages setzte sich Frau Plumbum ans Klavier, um ihm mit ihrer Musik eine Freude zu machen, doch mußte sie dabei feststellen, daß sie ihre Finger nicht mehr schnell genug heben konnte; das machte sie ganz mutlos und verzweifelt. Als sie Frau Plumbum so niedergeschlagen sah, eilte Frau Curare herbei, um sie zu trösten, weil sie wußte, wie es ist, wenn Finger und Handgelenke am Klavier versagen. Für gewöhnlich hielt man sie für faul, vergeßlich und dumm.

Frau Plumbum hatte viel Kummer und Sorgen mit ihren Kindern gehabt, daher hätte sie eher Sympathie als Verachtung ihrer Nachbarn verdient. Die meisten ihrer Kinder, die am Leben blieben, kamen als Epileptiker oder Idioten auf die Welt. Die bösen Nachbarn behaupteten zwar, das sei eine Folge von Mitteln, die sie in der Schwangerschaft genommen habe, um abzutreiben, aber darin irrten sie sich.

Herr Plumbum war nicht immer so abgewrackt wie heute; dieser Zustand hat sich ganz langsam entwickelt. Er hatte zuvor ziemlich häufig Koliken und litt an qualvollen Schmerzen. Er hatte das Gefühl, sein Bauch würde nach hinten zum Rücken gezogen. Während dieser Anfälle wurde Frau Plumbum für gewöhnlich hysterisch, woraufhin die Nachbarn herbeieilten. Frau Colocynthis brachte dann sofort heißen Kaffee, Herr Nux vomica kam dagegen mit einer Wärmflasche an. Als Herr Nux vomica den heißen Kaffee sah, tadelte er Frau Colocynthis: Durch den heißen Kaffee würden sich die Koliken verschlechtern! Als sie nun Herrn Plumbum sah, wie er sich vor Schmerzen nach rückwärts beugte, gab sie ihm den Rat, sich doch zusammenzukrümmen, und auch Herr Nux vomica stimmte zu, und außerdem solle er sich eine Wärmflasche auf den Bauch legen. Herr Plumbum wußte, daß sich die Koliken auch manchmal durch Zusammenkrümmen bessern, deshalb krümmte er sich folgsam und legte die Wärmflasche auf den Bauch. Manchmal besserten sich die Koliken auf Rückwärtsbeugen, dann streckte er sich wieder. Die Wärme auf dem Bauch linderte die Schmerzen, doch war die Flasche zu leicht, so legte er sie weg und rieb sich den Bauch, wie Frau Colocynthis geraten hatte. Gerade in diesem Augenblick erschien Frau Magnesia phosphorica und sagte: Heiße Getränke, heiße Anwendungen und Zusammenkrümmen seien zwar bei Koliken gut, aber zusätzlich starker Druck, das wäre das Beste. So gab sie Herrn Plumbum heißen Kaffee, die Bauchbettflasche, Websters Wörterbuch und die Familienbibel, die noch auf die Wärmflasche gelegt werden sollten.

Herr Nux vomica dagegen meinte, mit Sicherheit würden sich die Koliken durch heißen Kaffee verschlimmern. Er wurde ärgerlich und wollte mit diesem ganzen Fall nichts mehr zu tun haben. Er warf Stühle um, knallte die Tür zu und stürmte aus dem Haus. Es war heute morgen im Büro nicht ratsam, ihn mit Belanglosigkeiten zu belästigen oder Lärm zu machen. Frau Colocynthis wollte sich nun ihrerseits über Herrn Nux vomica ärgern, doch dann beruhigte sie sich, weil sie wußte, daß sie selbst bei Ärger eine Kolik bekommen würde. Sie beherrschte sich also und suchte die Bücher, die sie ihm dann — wie vorgeschlagen — auf den Bauch legte. Herr Plumbum fühlte sich etwas besser, doch waren die Schmerzen noch recht stark. Da kam die stolze Frau Platina herein und wollte nun auch ihrerseits helfen. Für Frau Magnesia phosphorica wäre es geistig zu anstrengend gewesen, der arroganten Frau Platina zu widersprechen, so ging sie, gefolgt von Frau Colocynthis und überließ den armen Kranken Frau Platina, die keine Zeit verlor, ihn auf ihre Art zu kurieren.

Herr Plumbum war nach und nach sehr mager geworden, in einer eigenartigen Weise. Zunächst traten sehr schmerzhafte Neuralgien auf; es waren brennende, schießende Schmerzen, dann wurde der betreffende Körperteil welk und verfiel. Schließlich magerte er bis zum Skelett ab, so daß die Knochen durch die Haut schienen. So wunderte er sich auch nicht, daß er taub, steif und zum Teil gelähmt war. Mal waren die Schmerzen wie ein Zupfen, dann wie ein Ziehen oder wie ein Quetschen, manchmal schoß der Schmerz hinein, dann wieder war es, als würden die Knochen gebrochen oder abgeschabt; sie kamen und vergingen, manchmal war der Schmerz oberflächlich, dann wieder saß er tiefer, mal hier mal da, in den Muskeln, der Haut, den Knochen, in den Nerven, es war ein ständiges Umherziehen. Meistens fing es mit Kälte und übermäßiger Bewegung an, aber obwohl Bewegung die Schmerzen verschlimmerte, wälzte er sich hin und her.

Frau Plumbum ärgerte sich über die langsame Art von Herrn Plumbum und wurde darüber verdrießlich. Sie meinte, er solle sich doch etwas beeilen. Wenn er etwas besorgen wollte, dauerte das endlos, als ob er nie zurückkommen würde. Und dabei mußte der Arme soviel leiden; die frische Luft, der ganze, lange Weg strengten ihn sehr an. Kopf- und Gemütssymptome wurden schlimmer, der Kopf wurde heiß, Hände und Füße eiskalt und das Gesicht totenblaß, weswegen ihn die Nachbarsjungen den lebenden Leichnam nennen.

Weil er dabei öfters ohnmächtig wird, geht er in kein Theater, zu keiner Versammlung und auch nicht in die Kirche. Dabei macht er den Eindruck eines Toten; nur Herr Ammonium carbonicum erfaßt die Lage und bringt ihn wieder zur Besinnung.

Herr Plumbum litt Zeit seines Lebens an Verstopfung, die sich in der Kindheit nach Bauchkrämpfen eingestellt hatte. Zunächst dokterte seine Mutter an ihm herum, aber es wurde immer schlechter. Der Stuhl bestand nur noch aus kleinen, harten Kugeln, die manchmal aschgrau, meist jedoch dunkel, grün oder schwarz waren. Dabei hatte er Krämpfe im Enddarm, das Gefühl, als schnüre sich der After ein unter quälenden Schmerzen und ein sehr schmerzhaftes Ziehen vom Nabel zur Wirbelsäule. Wenn er nicht verstopft war, hatte er Durchfall. Bei diesen Durchfällen hatte er stärkste Koliken, Bauchmuskelkrämpfe, langanhaltende Tenesmen und Krämpfe im Anus und auch hier das Gefühl, als würde der After hochgezogen. Die Stühle waren wäßrig, stanken, gingen unwillkürlich ab, waren reichlich, blutig, schleimig, gelb oder dunkel, und dazu mußte er noch heftig erbrechen.

Herr Alumina empfand lebhaftes Mitgefühl für ihn, auch er litt unter hartem, knotigem Stuhl und dem Einschnüren des Enddarmes und auch an Tenesmen und Koliken.

Frau Platina konnte die Beschwerden von Herrn Plumbum nachfühlen, denn auch sie wußte, wie schlimm solche Koliken und hartnäckige Verstopfung waren. Auch sie hatte schießende Schmerzen im Rektum vor dem Stuhl. Selbst die dumme Frau Opium zeigte Mitleid mit Herrn Plumbum.

Die Plumbum-Kinder litten an schrecklichen Krämpfen. Andere Kinder haben wohl gelegentlich einmal einen Krampf, die Plumbum-Kinder aber krampften täglich 3—4mal. Während der Anfälle schrien sie schrecklich, bissen sich in die Zunge und waren manchmal noch eine Stunde nach dem Anfall ohne Bewußtsein. Manchmal stöhnten sie gegen Ende der Krämpfe tief, und zuweilen wechselten die Krämpfe mit Schmerzen ab, in Magen, Darm oder den Gelenken. Bei einem Kind waren nach solch einem Anfall die Glieder gelähmt und ein anderes wurde bei Geburt verletzt — das Hinterhaupt wurde zu sehr gedrückt, und daraufhin bekam es einen Kinnbackenkrampf.

Frau Opium tun die Plumbums sehr leid. Sie kannte die Krämpfe von ihren Kindern her, die klonisch-tonische Krämpfe hatten. Bei den Krämpfen verloren die Kinder von Frau Opium das Bewußtsein, die Pupillen zogen sich zusammen, sie atmeten schwer, spastisch.

Manchmal schluchzen sie auch oder röcheln, sind dabei tödlich blaß im Gesicht und am Körper. Die Krämpfe kommen in der Nacht und sind oft eine Folge vom Erschrecken. Zunächst schreien sie laut auf, dann krampfen sie, und danach fallen sie in einen langen, tiefen Schlaf. Frau Opium ist zu dumm, um den Unterschied der Krämpfe ihrer und der Kinder von Plumbum zu erkennen, und falls sie wirklich einen Unterschied feststellen könnte, dann würde sie ihn nicht zugeben.

Herr Plumbum hat in seinem Leben viel gelitten und ist nun vorzeitig gealtert, abgemagert und gelähmt, und sein Zustand wird sich bis an sein Lebensende weiterhin verschlimmern.

Psorinum und Sulfur

Psorinum war der Gründer der großen Patrizierfamilie Psora. Seine Vorfahren hießen zwar nicht Psorinum, aber der Einfachheit halber soll er so genannt werden. Wir kennen ihn gut aus der Geschichte, doch wissen wir nicht, wann und wo er zur Welt kam. Sicher ist er lange vor der Antike geboren worden, denn in biblischen Zeiten lebte schon ein Zweig der Familie, der sich Lepra nannte. Weil eben dieser Zweig so aristokratisch war, wurden extra bestimmte Gesetze erlassen, um unpassende Bekanntschaften mit der Umwelt zu vermeiden. Auch weiß man, daß durch alle Generationen hindurch königliches und bürgerliches Blut mit psorischem vermischt wurde. Doch wie dem auch sei, Psorinum war ein Plebejer.

Heute würde er sicherlich in irgendwelchen Slums leben, als trauriger, schmutziger, wundköpfiger, übelriechender, dreckiger, kleiner, junger Lump; aber früher — als es noch keine Städte und Slums gab, war er vielleicht irgendwo Schweinehirt[1]. Psorinum, der Schweinehirt, mochte aber seine Arbeit nicht. Er war mutlos, melancholisch und freudlos. Wahrscheinlich ist das auch der Grund dafür, daß er niemals den Ehrgeiz hatte, sauber zu sein. War es daher verwunderlich, daß er sich Schweine als Kameraden wählte? Ehrgeizlos und schmutzig wie sie, so wälzte er sich gerne im Dreck. Nachdem er auch noch seinen Geruchssinn verloren hatte, war das für ihn in keiner Weise unangenehm, wie etwa für andere Leute. Er starrte so vor Dreck, daß er richtig dicke Dreckschuppen hatte; auf dem Kopfe hafteten dicke, gelbe Schuppen, die zur Stirn, Hals, Ohren und Wangen hinzogen. Die Schuppen rissen ein, sonderten zudem eine gelbe Flüssigkeit ab, und gelber, stinkendèr Eiter bildete sich neben den Krusten. Sein Haar war verfilzt und voller Ungeziefer, die Haut war schmutzig und fettig

---

1) Hier wurden einige die Kontinuität störende Zeilen fortgelassen. Der Vollständigkeit halber erscheinen sie hier im Originalwortlaut:
„Probably it was because he tended the swine so well that he received the title Sir, his original name being Ra. All down the generations, the family bore the name, Sir Ra, corrupted to Psora, until a recent genealogist, on trying to gather Sir Ra's history from an aristocratic off-shoot, further corrupted it to Psorinum."

und sein ganzer Körper mit stinkenden, schuppigen Ausschlägen bedeckt. Er sah aus und roch auch so, als wenn er sich nie waschen würde, und das war wohl auch der Fall.

Was er machte, um seine plebeische Herkunft zu verschleiern, das ist nicht bekannt — möglicherweise hat er aber einstmals königliche Schweine gehütet. Vielleicht wurden auch einige Erfindungen seines Enkelsohnes Sulfur ihm zugeschrieben. Psorinum und Sulfur ähneln sich wie ein Ei dem anderen, und daher verwechselt man sie oft.

Sulfur ähnelt seinem Großvater, er neigt vielleicht noch mehr zur Philosophie als dieser. Beide sind reizbar, schlecht gelaunt, traurig, unglücklich und manchmal auch dumm, Psorinum mehr als Sulfur.

Sulfur hängt sehr an seinem Großvater und ist ihm sehr zugetan. Ihm ist bekannt, daß jeglicher natürliche Gedanke und jede Handlung des alten Mannes immer unterdrückt worden sind. Er ärgert sich über diese Ungerechtigkeit und verpaßt daher keine Gelegenheit, den alten Mann an die Öffentlichkeit zu bringen. Tatsache ist, daß sich der alte Mann bald freiwillig zurückzog, doch Sulfur meint, er habe einen Schaden wieder gut gemacht. Das einzige, was ihn noch interessiert, ist das, was man seinem Großvater zugefügt hat, wieder gut zu machen, und deshalb nennt man ihn auch Antipsorikum. Psorinum und Sulfur können sich jedoch nicht lange ihrer gegenseitigen Gesellschaft freuen; Psorinum fühlt sich nicht wohl an frischer Luft, Sulfur dagegen erstickt beinahe im warmen Zimmer.

Psorinum hat immer großen Appetit, er könnte eigentlich dauernd essen, doch auch im größten Hunger würde er niemals Schweinefleisch zu sich nehmen, denn wer ißt schon seine früheren Gefährten. Psorinum liebt Bier und will es eigentlich zu jeder Mahlzeit haben. Sulfur scheint die Vorliebe dafür noch stärker geerbt zu haben. Er hat großen Appetit auf Bier und Ale, aber noch größeren auf Branntwein. Manchmal trinkt er von früh bis spät abends. Armer Sulfur! Er ist nicht der Einzige, der diesen Durst von seinen Vorfahren geerbt hat, die so sorglos mit dem Alkohol umgegangen sind. Es ist ein teuflisches Erbe, es ist aus Selbstsucht geboren und erzeugt wieder Selbstsucht! Aber wie können wir einen Säufer verdammen, wenn Gott es nicht tut?

Psorinum ist müde, nervös, schlapp, — jede kleinste Anstrengung erschöpft ihn; er ist blaß, dünn und friert. Weil er so kälteempfindlich ist, trägt er auch im Sommer seine Wintersachen. Sulfur ist auch müde, schwach und dünn und läßt die Schultern hängen, aber er öffnet immer das Fenster, er braucht frische Luft.

Psorinum klagt über Verdauungsstörungen, einem häufigen Trinkerübel. Nachts wacht er auf und ist hungrig, und das Essen liegt ihm schwer im Magen. Es stößt ihm sauer und ranzig auf, und er muß sich erbrechen; alles schmeckt nach verfaulten Eiern. Sulfur scheint den Magen seines Großvaters geerbt zu haben, nicht nur seinen Durst, aber auch beim größten Hunger ist er nach wenigen Bissen satt.

Auch er hat Aufstoßen mit dem Geschmack nach verfaulten Eiern und erbricht auch sauer. Sulfur ist um 11 Uhr vormittags hungrig, sein Großvater dagegen nachts. Der Stuhl von beiden stinkt äußerst penetrant. Der Psorinum-Stuhl ist braunflüssig, der von Sulfur uncharakteristisch, unterschiedlich. Sulfur ist — wie sein Großvater — unempfindlich gegen Dreck. Sein Gesicht ist fahl und schmutzig, genau wie das von Psorinum, nur glänzt es nicht so fettig wie bei Psorinum — schließlich ist Sulfur ja auch nicht unter Schweinen aufgewachsen.

Sulfur vergeht der Appetit, wenn er das Essen sieht, aber er trinkt viel Wasser, auch wenn er nicht viel ißt.

Psorinum hat überhaupt keine Geschmacksempfindung. Sulfur dagegen hat immer irgendeinen komischen Geschmack im Munde; morgens erwacht er mit einem faulem, bitteren Geschmack, dann wieder hat er den Geschmack von Saurem, Süßem, Metallischem, Kupferartigem, Teigähnlichem, Essigartigem, Eitrigem, Übelmachendem, kurz, es schmeckt nach allem, was man sich denken kann. Weder Psorinum noch Sulfur sind mit ihrem Zustand zufrieden.

Eines Tages traf Psorinum seinen Enkel Sulfur, der sich vor Schmerzen krümmte und riet ihm, etwas zu essen — weil das ihm immer gut getan hatte; doch Sulfur schüttelte den Kopf, „O Großvater, gerade das Essen hat mir solche Schmerzen bereitet!"

Psorinum hatte Schmerzen in der Herzgegend, die beim tiefen Atemholen schlimmer wurden, und auch Sulfur hatte dieselben

Schmerzen, und jeder hatte Angst um den anderen, und beide bekamen davon starkes Herzklopfen.

Großvater Psorinum und Enkel Sulfur neigten zu Nackensteifigkeit und vergrößerten Lymphknoten, nur waren sie bei Sulfur nicht so berührungsempfindlich.

Wenn Sulfur trank, wurde sein Gesicht rot, schwoll an und seine Gesichtszüge wurden grob. Psorinum trank weniger als Sulfur – er hatte nur eine große, rote Nase. Sulfur hat das schlechte Blut seines Großvaters geerbt, auch er leidet an heftig juckenden Ausschlägen. Beide kratzen, bis es blutet. Bei Psorinum kam es zu Pusteln und Bläschen, bei Sulfur zu wunden, brennenden Stellen. Wenn sie an einer Stelle verschwunden waren, kamen sie schon beim Drandenken an einer anderen Stelle in verstärktem Maße hervor. Abends, wenn er sich auszog, fing es an zu jucken, wurde in der Bettwärme schlimmer, quälte ihn bis 3—4 Uhr morgens und fing beim Erwachen gleich wieder an. Bei Psorinum juckte es zwar auch, wenn er im Bett am ganzen Körper warm wurde, ließ aber dann nach Mitternacht nach. Beide haben dabei lebhafte und angstmachende Träume, und so wundert es niemanden, daß sie nach dem Kampf mit dem Jucken und den Träumen morgens müde und den ganzen Tag schläfrig sind. Als Kind war Psorinum nachts knatschig und tagsüber munter. Sogar jetzt als Erwachsener ist er morgens nicht mehr so müde wie Sulfur.

Sulfur und Psorinum gähnen tagsüber vor Müdigkeit; ob ihnen ein erholsames Nickerchen am Tage vergönnt ist?

Familientreffen bei der Phosphorus-Familie

Im Hause Phosphorus ging es geschäftig zu. Zur Feier ihres Hochzeitstages planten Vater und Mutter Phosphorus ein Familientreffen. Phosphoricum acidum, der unverheiratete Sohn, war in seinen Club geflüchtet, als die Vorbereitungen begannen. Er hatte eine gewisse Abneigung gegen Arbeit und machte sich deshalb aus dem Staube. Alle anderen Kinder waren verheiratet, nur eben Phosphoricum acidum nicht. Er hatte in seiner Jugend einmal eine Enttäuschung erlebt, diese pflegte er, und so war er ein alter, sauertöpfischer Junggeselle geworden. Er war abgemagert, schwach und alt, sprach langsam und wenig. Immer mit seinen Gedanken (falls er überhaupt welche hatte) beschäftigt, verstand er kaum, was er las und vergaß alles sofort — so auch im Club, wo er vor lauter Heimweh zu Tränen gerührt war; aber er konnte ja nicht nach Hause gehen, da er weder den Lärm der Kinder, noch das Geschwätz der Älteren vertragen konnte.

Vater und Mutter dachten viel schneller, als daß sie die Gedanken in die Tat umsetzen konnten; früher waren sie zu apathisch und teilnahmslos; so konnten sie ihrem Sohn wegen seines Desinteresses nicht gram sein.

Die anderen 6 Söhne hatten in die bedeutendsten Familien der Materia-Medica-Welt eingeheiratet; sie alle im Haus Phosphorus unterzubringen, machte große Schwierigkeiten. Deshalb schlug Vater Phosphorus vor, sie in Zelten auf dem Rasen einzuquartieren, doch die Mutter meinte, dabei könnten sich alle erkälten, wie überhaupt die Kälte alle ihre Beschwerden verschlimmerte. So wurde beschlossen, die Veranda in einen Schlafraum zu verwandeln.

Schließlich war alles soweit fertig. Die Ferrum phosphoricums kamen als erste; sie waren noch müde und wollten ausruhen, bevor die anderen eintrafen. Die Eltern Phosphorus waren eigentlich gegen eine Einheirat in die Familie Ferrum, da die Ferrums solche Schwächlinge waren, doch die offenbare Hilflosigkeit, Schamröte und Ohnmacht der Ferrums machten mehr Eindruck auf den jungen Mann, als die Wünsche seiner Eltern, und als er zudem sah, wie sie sich bei geistiger Anstrengung, um ihn zu unterhalten, besser fühlte, entschloß er sich zur Heirat. Seine Eltern waren darüber wie vor den Kopf geschlagen, tagelang verwirrt und stumm. Und tatsächlich wurden die Kinder genau so, wie es sich die Eltern vorgestellt hatten.

Als der große, schlanke, dunkelhäutige, junge Phosphorus in seiner ganzen Schönheit erschien, hielt ihn das fette Fräulein Calcarea für eine ausgezeichnete Verbindung, doch die Kinder kamen mager, anämisch, krummbeinig und bucklig zur Welt, und so erschien diese Allianz hinterher als sehr fragwürdig. Doch den Eltern Phosphorus machte das nichts aus.

Dann kam der Magnesium-phosphoricus-Zweig, die Köpfe dick in wollene Schals gewickelt; sie litten wieder einmal an Neuralgien. Mutter Phosphorus ließ im altmodischen Kamin des Wohnzimmers ein Feuer machen und setzte die ganze Familie Magnesium phosphoricum in die Kaminecke. Dort hatten sie es warm und konnten sich nicht bewegen. Sollten sie über ihre Schmerzen jammern, hörte man sie dort hinten am Kamin wenigstens nicht.

Gerade als Mutter Phosphorus die Magnesium phosphoricums verstaut hatte, kamen zu ihrer großen Freude die Alumina phosphoricas an; die Eltern hatten schon gefürchtet, sie kämen nicht, die Anstrengung sei zu groß für sie. Denn sie waren immer müde, immer frostig, doch brauchten sie viel frische Luft, und so packte Mutter Phosphorus alle auf eine Couch in der Glasveranda; dort konnten sie sich nun in der Sonne ausruhen.

Als die Natrium-phosphoricum-Familie auftauchte, gab es Probleme. Sie war in ein Gewitter geraten. Die Mädchen zitterten, waren erschreckt und gebärdeten sich hysterisch. Sie konnten nicht verstehen, warum sie überhaupt gekommen waren; sie mochten keine Gesellschaft, keine frische Luft, Gewitter machte sie krank, und sie befürchteten auch, keine geeigneten Speisen zu bekommen. Und so steckte sie Mutter Phosphorus in ein dunkles Zimmer, wo es nicht zog, und sie nichts vom Gewitter hörten. So fühlten sie sich bald wieder behaglicher.

Herrn und Frau Kalium phosphoricum sah man den Familienkrach schon von weitem an. Frau Kalium phosphoricum hatte eine starke Abneigung gegen ihren Mann; er konnte sie durch nichts erfreuen. Sie war so wütend auf ihn, daß sie nicht sprechen konnte, hatte das Baby grundlos geschlagen und einen hysterischen Anfall bekommen. Da die Eltern wußten, daß frische Luft ihnen nicht gut tat und auch Treppensteigen ihnen nicht zusagte, legten sie sie zum Ausruhen in ein komfortables Zimmer im Erdgeschoß.

Während sich nun alle ausruhten, bereitete Mutter Phosphorus das Essen vor. Als sie damit fertig war, fand sie Kalium phosphoricum flach auf dem Rücken liegend mit niederschmetternden Kopfschmerzen, eine Folge der Aufregungen durch die Anreise. Er hielt sich die Hand vor Augen, das Licht störte ihn. Er wollte essen, weil das die Kopfschmerzen bei ihm im allgemeinen linderte, aber er fürchtete die Erschütterungen beim Gehen und den Lärm im Speisesaal, und so schickte ihm Mutter Phosphorus das Essen auf sein Zimmer.

Nachdem sich Frau Kalium phosphoricum von ihrem hysterischen Anfall erholt hatte, war sie doch sehr erschöpft, und als sie sah, wie sehr sich Herr Kalium phosphoricum darüber erregt hatte, wurde sie melancholisch und wollte nichts essen. Wegen ihres Eigensinns und weil sie sich ohne Essen wohler fühlte, ließ Mutter Phosphorus sie in Ruhe. In diesem Augenblick schrie das Kalium-phosphoricum-Kind wie verrückt; das Kindermädchen nahm es auf und beruhigte es, indem es mit ihm langsam und ruhig auf dem Rasen auf und ab ging.

Niemand konnte schnell genug arbeiten, um es Herrn und Frau Natrium phosphoricum recht zu machen, und so meinten sie, als man sie zum Essen rief, es wäre doch höchste Zeit. Sie waren sehr hungrig und eilten ins Speisezimmer, ohne ihr Baby noch vorher fertig zu waschen — es schien übrigens nicht gesund, es roch zu sauer.

Von der Hitze der Holzglut hatten sich die Neuralgien der Magnesium phosphoricums gebessert; sie gingen in den Speiseraum, obwohl sie keinen Hunger hatten.

Als zum Essen gerufen wurde, bemerkten die Calcarea phosphoricas ihren Nüchternschmerz und wollten auch essen.

Die Ferrum phosphoricums hatten keinen Hunger, und weil sie wußten, daß sie nach dem Essen Magenschmerzen bekommen, besonders nach Fleisch, Hering, Kuchen und Kaffee, wollten sie nur Wasser trinken, — Milch mochten sie nicht — und gingen deshalb auch zu Tisch.

Die Alumina phosphoricas hatten sich solange vor Tisch hingelegt, daß ihre Beschwerden wiederkamen. Ihre Kinder waren zum Teil äußerst hungrig, andere gar nicht. Alle freuten sich über das Aufstehen, wenn sie sich auch für gewöhnlich vor jeder Bewegung hüteten, und gingen ins Speisezimmer.

Die Familiengesellschaft war bunt gewürfelt, jeder hatte seine besonderen Eigenheiten: Die Natrium phosphoricums waren nervös und etwas verwirrt, sie reagierten empfindlich auf Musik und waren leicht erschreckbar. Herr und Frau Ferrum phosphoricum waren vergnügt und gesprächig, nur ließ ihr Namensgedächtnis zu wünschen übrig, das war manchmal in dieser Runde etwas peinlich. Die Magnesium phosphoricums waren ständig traurig und konnten über nichts anderes als über Schmerzen reden. Die Stimmung der Alumina phosphoricas wechselte dauernd, eben jetzt jammerten sie über eingebildetes Unglück, dann waren sie über alle Maßen fröhlich, oder sie waren verschlossen und beantworteten keine Frage. Man wußte nie, woran man war.

Die Calcarea phosphoricas waren dumm und niemals zufrieden. Als sie von zu Hause weggingen, freuten sie sich auf das Familientreffen, doch als sie da waren, wollten sie am liebsten wieder zu Hause sein.

Die Eltern Phosphorus schauten in die Runde. Bei allen Gästen zeigte sich dieselbe geistige Erschöpfung, ein Erbe, das sie selbst weitergegeben hatten.

Kaum saßen sie, als Natrium phosphoricum anfing zu niesen, es zieht, meinte er, obwohl Mutter Phosphorus alle Fenster und Türen geschlossen hatte. Alumina phosphorica nieste auch, sie war sicher, daß das Niesen nicht vom Zug käme, sagte aber, frische Luft täte allen gut. Wenn ihr die körperliche Bewegung nicht so beschwerlich gewesen wäre, hätte sie selbst das Fenster geöffnet; so meinte sie nur, man sollte sich warm anziehen und dann das Fenster öffnen. Calcarea phosphorica nieste auch, haßte genau wie Natrium phosphoricum Zugluft, weil er davon Rheumatismus im Nacken bekommt. Im übrigen bekam er im warmen wie im kalten Zimmer Schnupfen, so wollte er am liebsten in Ruhe gelassen werden.

Frau Kalium phosphoricum hatte sich bald erholt, nur war sie sehr geräuschempfindlich. Sie hörte nur ein Dröhnen aus dem

Speisezimmer, konnte aber nicht verstehen, was gesprochen wurde. Das machte sie mißtrauisch, sie wollte also lieber nachsehen, was eigentlich nebenan voranging, trotzdem sie solche Kopfschmerzen hatte, daß sie sich die Haare nicht richten konnte. Als sie nun mit eingefallenem Gesicht und den ungekämmten Haaren ins Speisezimmer kam, konnte man sie für eine Verrückte halten. Nur Alumina phosphorica wußte, welch starke Kopfschmerzen das Frisieren macht, konnte sie daher gut verstehen und bot ihr am Tische Platz.

Frau Kalium phosphoricum setzte sich mit gutem Appetit an den Tisch, aber als sie die Speisen sah, verging ihr der Appetit. Sie trank daher nur Eiswasser und sah sich nach Süßem und Saurem um. Sie brauchte nicht lange zu suchen; Mutter Phosphorus kannte ihre Kinder und ihre besonderen Wünsche und Gewohnheiten, und so hatte sie für jeden das Richtige eingekauft.

Wie Mutter Phosphorus selbst, so mochten auch Alumina phosphorica und Natrium phosphoricum kein Fleisch und Alumina phosphorica außerdem kein Bier; Magnesium phosphoricum hatte von ihr die Abneigung gegen Kaffee geerbt. Mutter Phosphorus mochte keine gekochte Milch und Natrium phosphoricum und Ferrum phosphoricum überhaupt keine, weder roh noch gekocht.

Das Baby von Frau Magnesium phosphoricum wurde seit seiner Geburt von Koliken geplagt — so sagte es die Mutter. Das Baby hat diese Anlage von beiden Elternfamilien geerbt. Die Koliken kommen für gewöhnlich nachmittags zwischen 3 und 4 Uhr, dabei krümmt es sich zusammen. Frau Magnesium phosphoricum hat herausgefunden, daß Wärme und Druck gut dagegen sind, und deshalb legt sie nun das Baby mit dem Bauch auf eine Wärmflasche, und wenn sie einmal kein warmes Wasser zur Hand hat, reibt sie den Bauch kräftig drückend mit ihrer warmen Hand, was dem Baby ebenfalls gut tut.

Frau Ferrum phosphoricum wußte nicht, was eigentlich mit ihrem hellhäutigen, blondgelockten Kinde los war; es war nicht krank, nur sehr schwach, manchmal hatte es Koliken, die sich nach dem Stuhlgang besserten. Ob es an dem Nasenbluten lag, das das Kind zu sehr geschwächt hatte? Frau Ferrum phosphoricum aber meinte, sicherlich hätte das Kind die Schwäche und die Neigung zum Nasenbluten geerbt, denn beide, die Ferrum- und die Phosphorus-Familie hatten dieses Übel.

Frau Calcarea phosphorica wußte dagegen ziemlich genau, was mit ihrem krummbeinigen, abgemagerten Sprößling los war. Man sah ihm überall an, wie unterernährt er war. Ihr war das völlig unverständlich, denn sie gab ihm an sich genügend zu essen und zu trinken, damit er so dick und rund werden sollte, wie die Babies ihrer Mutter. Schon als Kind war er kränklich; zunächst sonderte sich blutiges Sekret aus dem Nabel ab, dann wieder hatte er Koliken und Durchfälle; die Zähne kamen langsam, und die Fontanellen schlossen sich sehr spät. Er lernte erst kürzlich laufen, kein Wunder bei diesen krummen Beinen und dem krummen Rücken. Manchmal schien es, als ob er einen geistigen Defekt habe, er kam seiner Mutter manchmal so dumm vor.

Das Baby von Frau Natrium phosphoricum mußte mit der Flasche ernährt werden; das war zum Teil recht problematisch; es hatte ständig Hunger und aß immer zuviel. Alles war sauer bei ihm: Es hatte saures Aufstoßen und erbrach sauer, Stühle und Schweiß rochen sauer. Auch hatte es Koliken und Würmer im Stuhl, zudem schielte es. Alumina phosphorica meinte, die Beschwerden mit den Babies seien schon schlimm genug, aber man solle nur erst einmal abwarten, bis ein solcher Sohn studieren und am Ende seiner Studien geistig völlig zusammenbrechen würde. Während sie sich noch darüber unterhielten, kamen die Männer herein und mahnten zum Aufbruch, da es schon langsam dämmerte. Vater Phosphorus konnte beim Aufbruch nicht viel mithelfen, weil er Rückenmarksschwindsucht hatte, dafür wickelte die Mutter die Babies und tat ihr Bestes für ihre Gäste.

Sabadilla

Sabadilla kratzt sich immer am Kopf, es juckt und kribbelt ständig auf seiner Kopfhaut. Wenn man genauer hinschaut, sieht man sicherlich auch die Jucker! Die Ränder der Augenlider sind gerötet, und auch hier findet man zwischen den Wimpern Läuse. Zudem bohrt Sabadilla in der Nase. Seine Wangen sind gerötet. Die Großmutter hat recht, Sabadilla hat nicht nur Läuse, sondern auch Würmer. Der arme, ungezieferbeladene Sabadilla ist krank, aber er war es schon, bevor er die Läuse und die Würmer bekam. Er bildete einen guten Nährboden für dieses Ungeziefer.

Wegen dieses Ungeziefers juckt es Sabadilla überall, am Kopf, an der Nase, den Ohren, am After und überall auf der Haut, die besonders nachts im Bett juckt. Es juckt beinahe so stark wie bei unseren beiden alten Freunden Sulfur und Psorinum.

Wie nicht anders zu erwarten, ist er auch sehr kälteempfindlich, sitzt gern am Ofen und liebt heiße Getränke. Er erkältet sich leicht, und wenn ihn fröstelt, steigt bald das Frösteln von den Füßen bis zum Kopf. Dann tränen die Augen. Er hat rote Lider und Fließschnupfen mit reichlichem, dünnem, durchsichtigem Schleim, und er muß ständig niesen. Der Schnupfen ist ähnlich wie beim Heuschnupfen — wenn das Heu blüht, oder wenn er durch blühende Kleefelder spaziert oder in die Nähe von stark duftenden Blumen mit viel Blütenstaub kommt, muß er niesen und bekommt Schnupfen. Das Gesicht ist dann heiß, die Augen sind rot, und aus der Nase tropft es reichlich wäßrig — kurzum wie beim Heuschnupfen.

Sabadilla hat krankhaftes Verlangen nach Süßem, Pudding etc.; er ekelt sich vor Fleisch und Zwiebeln. Ist das nicht ein wurmiger Appetit? Sabadilla leidet auch an Koliken, kein Wunder bei diesem Wurmbefall. Er hat schneidende Bauchschmerzen, wie wenn man mit einem Messer schneiden würde und auch das Gefühl, als würde sich im Bauch eine Kugel umdrehen. Er klagt auch über Schwindel, als ob sich ein Rad herumdrehen würde. Er meint, das Gehirn drehe sich herum, und wenn er die Augen schließt, drehe sich alles in der anderen Richtung. Dieses Wirbeln spürt er auch in der Nabelgegend, im Bauch und in den Hoden. Im Bauch hat er ständig ein Gefühl, als ob sich alles drehe, als ob er leer wäre.

Nachts findet er keine Ruhe, und frühmorgens fährt er erschreckt aus dem Schlaf hoch. Aber er ist morgens nicht erfrischt, da sein Schlaf dauernd durch wirre Träume gestört wird. Er wird häufig munter; ihm ist es eiskalt von kaltem Schweiß und innerer Hitze. Nachts im Bett juckt es ihn überall, und wenn er kratzt, dann brennt es hinterher stark. Morgens ist er müder als abends beim Schlafengehen. Es tut ihm alles weh, als wenn er auf Holzbrettern gelegen hätte. Nach solchen wirren Nächten ist er den ganzen Tag über schläfrig. Sobald er sich hinsetzt, schläft er sofort tief ein. Wenn ihn dann jemand stört, wird er sehr ärgerlich. Sabadilla hat starke Schmerzen in allen Knochen, vor allem auch in den Gelenken, als ob ihn jemand im Innern der Knochen mit einem Messer schneiden würde. Es sticht dumpf-pulsierend, manchmal scheint es zu zwicken; es wandert über den ganzen Körper und ist immer woanders.

Er ist außerordentlich erschöpft, sehr müde und alle Gelenke sind bleischwer. Er ist so schwach, daß er stolpert und beinahe hinfällt. Manchmal ist er wie gelähmt, vor allem in den Füßen. Die Arme sind ihm schwer, er möchte sie am liebsten hängen lassen. Er ist so müde und schwach, daß er sich gern morgens und früh am Abend hinlegen möchte. Er schwitzt stark an den Fußsohlen, die ihm beim Gehen weh tun. Er spürt jeden kleinen Stein, und wenn er barfuß geht, verletzt er sich leicht. Sabadilla hat viel brennende Schmerzen, wie von brennenden Kohlen. Es brennt alles: die Kopfhaut, die Stirn über den Augen, die Lippen, es brennt im linken Auge, in den Ohren, auf der Zunge, im Mund, im Schlund, im Hals, die ganze Speiseröhre hinunter. Es brennt im Bauch, im Magen und am After, der Urin brennt in der Harnröhre; es brennt in der Brust und zwischen den Schulterblättern, auf der Haut, überall am ganzen Körper. Er hat manchmal drückende und einschnürende Schmerzen, und er neigt auch gelegentlich zu Blutungen, Nasenbluten, blutigem Urin und blutigem Stuhl; er bringt Blut aus den hinteren Nasenlöchern, das wahrscheinlich aus der Nase stammt, hervor.

Viele Beschwerden beginnen rechts und wandern nach links, nur Halsentzündungen fangen links an und ziehen nach rechts. Das erinnert zwar an Lycopodium, nur fängt da auch die Halsentzündung auf der rechten Seite an und wandert nach links. Lachesis dagegen beginnt auch bei Halsentzündungen und allen anderen Beschwerden links, mit Ausbreitung nach rechts.

Morgens fühlt sich Sabadilla schlechter und auch am Abend. Es geht ihm an der frischen Luft besser, obwohl sich bei Kälte beinahe alle Symptome verschlechtern; deshalb setzt er sich gern an den warmen Ofen und trinkt etwas Heißes. Beim Hinlegen wird es ihm wohler.

Sabadilla ist trübsinnig, schlecht gelaunt und heftig, über Kleinigkeiten schnell verärgert und wütend. Er bildet sich alle möglichen Dinge über seinen Körper ein, er sei geschrumpft, der Magen sei zerfressen, der Hodensack geschwollen etc., obwohl er weiß, daß es nicht so sein kann. Er findet keine Ruhe und fährt beim geringsten Geräusch hoch.

Obwohl es unglaublich erscheint, wird eine so nachgiebige Person wie Pulsatilla mit einem so wütenden Burschen wie Sabadilla fertig. Beide sind gelegentlich trübsinnig, haben umherziehende Schmerzen, fühlen sich morgens und abends schlechter, wobei sich bei Pulsatilla morgens alles eher verschlechtert. Beide sind tagsüber schläfrig und nachts unruhig, wobei ihr Schlaf durch wirre Träume gestört wird. Beide fühlen sich an der frischen Luft besser, doch mag Pulsatilla im Gegensatz zu Sabadilla keine Ofenhitze.

Beide haben alle 3—4 Tage Fieber und Frost: Sabadillas Frost kommt immer zur gleichen Stunde, während Pulsatilla fröstelt, wenn sie etwas erwartet oder aufschiebt. Pulsatilla hat Durst vor dem Frost und dieser setzt mit Fieber und Schweiß ein; Sabadilla hat zwischen Frost und Hitze Durst. Bei Sabadilla herrscht der Frost vor. Beide sind nützlich zur Behandlung von Chininmißbrauch.

Erntedankfest bei Großmutter Carbo

Es herrschte große Aufregung im alten Carbo-Hause. Großmutter Carbo hatte die Familie zur Feier des Tages in ihr Heim gebeten. Alle wurden eingeladen, nur wußte leider niemand die Anschriften von Bismutum carbonicum, Cuprum carbonicum, Titanum carbonicum und Zincum carbonicum, und so konnten diese nicht benachrichtigt werden.

Manganum carbonicum war mutlos, sie war richtig deprimiert. Sogar die lustige Musik verbesserte ihre Laune nicht, sie hatte keinen Appetit und immer das Gefühl, als habe sie zuviel gegessen. Sie ärgerte sich über die Widerwärtigkeiten dieses Lebens, sie konnte sich über nichts freuen; so sagte sie ab. Frau Plumbum carbonicum war der eigenen Familie sehr fremd geworden; sie lebte ganz in der Familie ihres Mannes, und so sagte auch sie ab. Aber alle anderen kamen.

Die liebe alte Großmutter Carbo vegetabilis empfing mit ihrer Schwester, der dünnen Carbo animalis, die Gäste. Sie war sehr zart und hielt gerade ihr Nickerchen im Sessel, als der Lärm der ankommenden Gäste sie aufweckte. Sie ergriff ihren Fächer und ging auf die Veranda, um die Gäste zu begrüßen. Die gute, alte Seele wurde von Asthma geplagt. Sie fächelte sich immer frische Luft zu, sogar im Freien. Ihre Stimme war schwach, und so lächelte sie nur zur Begrüßung und überließ das Reden den Jüngeren. Tante Carbo animalis war aber auch nicht kräftiger als Großmutter Carbo vegetabilis. Sie war niemals stark und energisch gewesen, und im Alter litt sie nun auch noch an einem Karzinom, wodurch ihr Zustand noch schlechter wurde. Aber beide zusammen hatten genügend Kraft für dieses Fest und seine Anstrengungen.

Es war eine stattliche Zahl Kinder, Enkel, Neffen und Nichten, die da kam, um die beiden alten Damen zu begrüßen; die fette Ammonium carbonicum mit ihren skrofulösen Kindern; die hysterische Baryta carbonica mit ihren armen kleinen Zwergen, sie waren Zwerge im Körper und im Geist; die dicke, hellhäutige und verweichlichte Calcium carbonicum mit ihren fetten, eigenwilligen Kindern; die dunkelhaarige Kalium carbonicum, die trotz ihrer Fettleibigkeit schwach war, ohne Kinder (was nicht an ihr lag).

Dann Lithium carbonicum mit ihren schwachen Augen; Magnesium carbonicum — reizbar wie eh und je; Natrium carbonicum, die ihre Abneigung gegen Anstrengungen und frische Luft nur eben überwunden hatte, und Strontium carbonicum mit ihren zusammengewürfelten Kindern — kurz alle waren gekommen, um das große Fest bei Großmutter Carbo zu feiern.

Das Essen war fertig, doch verzögerte es sich noch etwas, weil die lieben Kleinen vorher eine Stunde draußen gespielt hatten und nun dringend gewaschen werden mußten. Aber die kleinen Ammonium carbonicums hatten keine Lust, sich waschen zu lassen, zudem neigten sie auch noch zu Blutungen. So bluteten ihre Nasen, als sie gewaschen werden sollten. Zur Beruhigung gab ihnen Großmutter Zucker, den sie sehr gerne aßen, und schließlich stand auch das Nasenbluten durch die Hilfe von Frau Ammonium carbonicum. So kamen sie endlich herein, mit rotgefleckten Gesichtern, blauen Händen und geschwollenen Venen.

Nur die kleine Baryta carbonica mußte nicht gewaschen werden. Die Calcium-carbonicum-Kinder hatten versucht, mit ihr Streit anzufangen, sie aber fürchtete sich so sehr vor Fremden, daß sie sich ganz ruhig in einer Ecke versteckt hatte — so war sie ganz sauber geblieben. Anders die Calcium-carbonicum-Kinder: Sie waren auf ihren kleinen, schwachen Beinchen überall herumgestolpert, und dabei häufig hingefallen, weil eben ihre Beine so schwach waren, und ihre kleinen Zehen an jeder Unebenheit angestoßen waren. Doch hatten sie dabei alle ihre besonderen Delikatessen gefunden; der eine knabberte an einem Stückchen Kalk, der andere an einem Kohlestückchen, ein dritter dagegen nagte an einer rohen Kartoffel. Darüber war Kalium carbonicum ganz entsetzt, denn sie litt an Verdauungsstörungen und achtete sehr sorgfältig auf alles, was in ihren Magen kam. Frau Calcium carbonicum verwandelte das schmutzige Volk bald in niedliche Kinder mit süßen, rotwangigen Gesichtern und brachte sie zu Tisch.

Großmutter Carbo hatte alle so gesetzt, wie sie es gern mochten. Lithium carbonicum wurde wegen seiner schwachen Augen in eine schattige Ecke gesetzt; Natrium carbonicum, die vor Jahren einmal einen Sonnenstich hatte, von dem sie sich bis heute nicht richtig erholt hat, bekam ein kühles Plätzchen, während Strontium carbonicum ganz nahe am Feuer plaziert wurde — wenn sie sich nicht warm hielt, oder ein Lufthauch sie streifte, lief sie Gefahr, einen Schlag zu bekommen. Großmutters Eßzimmer hatte ein gläsernes Dach und keine Fenster — so wurde jeder Luftzug vermieden. Großmutter konnte nicht genug frische Luft bekommen, viele Kinder dagegen vertrugen sie nicht.

Es war ein großartiges Festessen; es gab viele Gänge, und man aß wie zur Zeit unserer Väter; es gab alles, was man sich nur denken konnte, und alles war so lecker zubereitet, daß es den Gästen schmeckte.

Die Speisen, die von manchen Gästen abgelehnt wurden, hatte man soweit als möglich von ihnen weggestellt. So wurden alle Süßigkeiten, Obst und besonders Pflaumen von Baryta carbonica ferngehalten; Fleisch stand weit weg von Kalium carbonicum, Calcium carbonicum und Strontium carbonicum; Milch weit weg von Natrium carbonicum und Calcium carbonicum, andere Speisen dagegen, die die Gäste gerne aßen, standen in ihrer Nähe. Und trotz allem war es eine große, reichlich gedeckte Tafel. Jeder kam auf seine Kosten. Es gab Brot, kalte Speisen und viel Würfelzucker für die Ammonium carbonicums, denn Großmutter meinte, Würfelzucker sei reiner als Bonbons; Eier, Saures und Salziges, Süßigkeiten und Eiscreme für die Calcium carbonicums; saure und süße Sachen für die Kalium carbonicums; Fleisch, Brot und Obst dagegen für die Magnesium carbonicums. Aber auch für den Durst wurde gesorgt; kaltes Wasser für Natrium carbonicum, Magnesium carbonicum und Calcium carbonicum; Bier für Strontium carbonicum und Limonade für die Calcium carbonicums, daneben aber saure Getränke für Magnesium carbonicum und Kalium carbonicum.

Als alles saß, blickte die liebe Großmutter rund um die große lange Tafel und ermunterte ihre Kinder zum Essen. Nun sollte jeder sagen, wofür er besonders dankbar sei. Sie ging mit gutem Beispiel voran und dankte, daß hier so viele ihrer Kinder beisammen sein konnten. Die Kinder lachten bei ihrer Rede, nicht über die Danksagung der Großmutter, sondern weil sie mit tiefem Baß angefangen und fast tonlos geendet hatte. Jeder konnte sehen, daß sich die Großmutter überanstrengt hatte. Die geistesabwesende Ammonium carbonicum hatte vergessen, wofür sie sich bedanken wollte, hatte Angst, daß der Segen widerrufen würde und konnte deswegen kaum die Tränen zurückhalten. Schließlich erinnerte sie sich, daß so schönes Wetter war und dankte für dieses schöne Wetter, weil ihre Kinder bei stürmischem Wetter immer so gereizt waren. Die kleine Baryta carbonica piepste furchtsam hinter dem Rockzipfel ihrer Mutter hervor — sie war für dieses gute Versteck dankbar. Frau Calcium carbonicum dankte für die vielen guten Sachen, die es gab, und ihre Kinder riefen wie aus einem Mund: „Sauer Eingelegtes, Eier, Kuchen, Pökelfleisch, Eiscreme, Limonade. Das ist ein feines Essen!" Die stolze Mutter dachte an ihr kleines, blasses abgezehrtes Kind, das gestorben war und sagte daher, wie dankbar sie sei, für das gute Aussehen ihrer rotbäckigen Kinder, die einen so großen Magen haben, daß sie alles essen können. Kalium carbonicum blickte gleichmütig über den Tisch, sie hatte schlechte Laune, freute sich aber an der guten Laune der anderen. Lithium carbonicum vergaß ausnahmsweise, über ihren einsamen Zustand zu weinen und war dankbar über so viele Verwandte, an deren Namen sie sich allerdings nur mühsam erinnern konnte. Magnesium carbonicum war sehr nervös, sie hatte den ganzen Tag gefürchtet, daß irgend etwas passieren könnte, wenn so viele zusammen sind ... und dankte dafür, daß bis jetzt nichts geschehen war. Natrium carbonicum, die ihre Gedanken schwer zusammenhalten konnte, begriff, daß auch sie sich für irgend etwas bedanken sollte und verblüffte alle dadurch, daß sie sich für die Zubereitung des Essens bedankte. Magnesium carbonicum und Lithium carbonicum und alle kleinen Calcium carbonicums riefen: „Uns geht es ebenso!" Nun begann Großmutter, die Hungrigen zu bewirten.

Die kleinen Ammonium carbonicums waren rasch fertig. Es spielte keine Rolle, wie groß ihr Hunger war, kleine Portionen machten sie schon satt. Dafür hielten sie beim Trinken tüchtig mit. Baryta carbonica mußte das Essen bald einstellen, nicht etwa aus Furchtsamkeit, sondern weil sie die Speisen plötzlich anwiderten. Niemand nötigte sie, denn alle hatten Verständnis dafür, daß ein Kind mit vergrößerten und verhärteten Tonsillen nicht viel schlukken konnte. Sie fragten sich in Anbetracht des Zustands ihres Halses, wie sie überhaupt etwas hinunterbringen konnte. Strontium carbonicum hatte gar keinen Appetit, nippte am Bier und erfreute sich am Beobachten der anderen, die dem Mahl tüchtig zusprachen.

Während des Essens musterte Großmutter ihre Kinder; alle hatten charakteristische Carbo-Merkmale. Jeder hatte die schwierigsten Seiten des Lebens kennengelernt; in jedem erkannte sie Charakterzüge von sich und ihrer Schwester Carbo animalis. Ihre Geistesabwesenheit erinnerte sie an ihren eigenen, periodischen Erinnerungsverlust. In deren geistiger Trägheit fand sie ihr eigenes schwaches Erinnerungsvermögen und den langsamen Gedankenfluß. Deren Ängste und Träume erinnerten sie an die Zeit, als ihre eigene Angst so groß war, daß sie am ganzen Körper zitterte und weinte.

Die schüchterne Baryta carbonicum erinnerte sie an ihre eigene schüchterne Kindheit und auch an die Zeit, in der sie so sehr schreckhaft war. Heute lacht sie über ihre Angst vor Gespenstern. Die kleinen eigenwilligen Calcium carbonicums erinnerten sie an die Zeit, als sie selbst gern die Beherrschung verlor und vor Wut beißen, stoßen und schlagen wollte. Auch das Nasenbluten der Ammonium carbonicums war eine Erbschaft aus dem Hause Carbo. Das dünne dunkle Blut war der Großmutter sehr vertraut, nur bluteten die Ammonium carbonicums viel leichter als sie. Sie konnte sich nicht erinnern, daß es schon blutete, wenn sie sich nur das Gesicht wusch. Alle ihre Kinder litten an Nasenbluten, Ammonium carbonicum aber am meisten. Wenn Baryta carbonica einen Katarrh der hinteren Nasenlöcher hatte, blutete es leicht, auch gern vor der Menstruation. Bei den Calcium carbonicums blutete es mehr aus dem rechten Nasenloch, ebenso reichlich und häufig wie bei der Großmutter, doch mehr am Morgen. Großmutter hatte die Blutung dagegen mehr nachts, manchmal allerdings fing es schon am Vormittag an und war von Brustschmerzen und Ohnmachtsgefühlen begleitet. Bei den Ammonium carbonicums kam es für gewöhnlich am Morgen, auf der rechten Seite, manchmal allerdings auch links.

Bei den Ammonium carbonicums traten die meisten Beschwerden rechtsseitig auf. Das konnte ihnen Lithium carbonicum gut nachfühlen, weil deren Beschwerden auch rechtsseitig waren. Kalium carbonicum und Ammonium carbonicum hatten Nasenbluten, wenn sie sich morgens das Gesicht wuschen. Calcium carbonicum blutete auch aus dem rechten Nasenloch, und Strontium carbonicum litt unter den chronischen Folgen dieser Blutungen.

Calcium carbonicum hatte Kummer mit ihren Kindern. Trotz ihres guten Appetits und ihrer fetten Körper waren sie nicht gesund. Sie zahnten langsam und schwer, und die Fontanellen schlossen sich erst sehr spät. Sie mußte die kleinen, krummen Beine stützen und sie nach hinten biegen, damit sie gerade wurden. Außerdem näßten sie jede Nacht ein, manchmal allerdings, wenn sie sie im ersten Schlaf weckte, konnte sie es verhüten; das tat ihnen aber scheinbar auch nicht gut; sie schwitzten dann so sehr, daß das Bett morgens manchmal ebenso naß war, als wenn sie eingenäßt hätten. Die Drüsen am Hals waren enorm vergrößert; ein Kind hatte eine Hüftgelenkserkrankung, ein anderes eine Kniegelenkstuberkulose, einige waren an Marasmus verstorben. Die Schwestern fühlten herzlich mit Frau Calcium carbonicum mit, sie hatten alle Ähnliches erlebt. Ammonium carbonicums Kinder waren auch skrofulös, obwohl deren Drüsen nicht so groß waren, wie bei den Calcium-carbonicum-Kindern. Sie schwitzten auch so stark in der Nacht und näßten im Schlaf ein. Ihr Urin war farblos und setzte rotes Sediment ab. Frau Ammonium carbonicum hatte große Angst vor Scharlach; wegen der Blutungsneigung befürchtete sie für ihre Kinder die bösartige Scharlachform. Die kleine Baryta carbonica war ebenfalls skrofulös. Sie hatte vergrößerte Drüsen mit Fisteln; das war eine Folge des Scharlachs. Sie hatte eine Reizblase, und weil die Beschwerden nachts schlimmer waren, näßte sie ein. Die kleinen Magnesium carbonicums und Natrium carbonicums erzählten alle dasselbe von den vergrößerten Drüsen und der Skrofulose. Auch Magnesium carbonicums Kinder zahnten langsam, tagsüber ging der Urin unbewußt ab, und auch sie schwitzten nachts, von Mitternacht bis zum Morgen. Der Schweiß war ölig und ließ sich nur schlecht abwaschen und roch sauer und eitrig. — Bei den blassen, abgemagerten Kindern von Natrium carbonicum wechselten Nachtschweiße mit trockener Haut. Sie näßten auch unwillkürlich nachts ein; der Urin roch sauer oder wie Pferdeurin und hatte einen schleimigen Satz.

Großmutter wurde darüber sehr nachdenklich. Nachtschweiße, schwache Blase, vergrößerte Drüsen und Skrofulose, das alles hatten sie von der Carbo-Seite geerbt. Sie erinnerte sich ihrer Kindheit, an die erschöpfenden Nachtschweiße, die vergrößerten und eiternden Drüsen, die Blasenbeschwerden und das häufige Einnässen. So stellte sie sich die Frage: Darf denn jemand, der so psorisch ist, heiraten, Kinder in die Welt setzen und damit seine Leiden weitergeben?

Die Leute auf der anderen Straßenseite

Phosphorus wohnte in dieser und Causticum in der nächsten Straße. Sie wollten absichtlich keine Nachbarn werden, doch merkwürdigerweise grenzten die Rückseiten ihrer Grundstücke aneinander; ihr gemeinsamer Zaun war Zeuge manchen Streites. Eigentlich wußte niemand, wie die Familienfehde angefangen hatte, aber immer kam es wieder zu neuen Zwistigkeiten. Der Ball der Causticums flog hinüber in den Garten von Phosphorus', und die Murmeln der Phosphorus-Kinder kullerten unter dem Zaun durch in Causticums Garten. Und wenn Frau Phosphorus' Tochter gerade Wäsche auf die Leine hängte, kam bestimmt das Mädchen von Causticums heraus und fing an, die Fußmatte auszuklopfen. Dann spazierte schließlich auch noch die große, schwarze Katze von Herrn Phosphorus auf dem Zaun entlang und machte fauchend einen großen Buckel vor Herrn Causticums großem Hund, der mit wütendem Gebell antwortete. Kurz, es gab ständig Anlaß zum Ärgern.

Die Phosphorus' waren dunkelhaarig und schlank, während die ebenfalls dunkelhaarigen Causticums stämmiger gebaut waren. Die Causticums waren unruhig, aktiv, immer in Bewegung, und die Kinder von Phosphorus sind nur, wie Herr Causticum meinte, zu dumm und zu faul, um so schelmisch zu sein, wie seine eigenen, kleinen, fröhlichen Gesellen.

Eines Tages flog wieder einmal ein Ball über den Zaun und gerade einem kleinen Phosphorus ins Gesicht. Weil der zarte Phosphorus bei jedem kleinen Anlaß blutete, schoß das Blut sofort hellrot aus Mund und Nase und war kaum zu stillen, so daß Frau Phosphorus ganz verzweifelt war.

Als aber der kleine Causticum gesehen hatte, wohin der Ball geflogen war, kletterte er über den Zaun, um ihn zurückzuholen; dabei stolperte er und fiel hin. Und weil die Causticums ebenfalls zu — allerdings venösen — Blutungen neigten, quoll bei ihm sofort dunkelrotes Blut aus der Nase, das seine Mutter aber eher stillen konnte als Frau Phosphorus. Nun mischte sich der Vater Phosphorus ein. Er bestellte den Vater Causticum in sein Büro, um eine

Entschuldigung zu verlangen, aber als er nun vor Herrn Causticum stand, war er so verwirrt, daß er vergaß, was er sagen wollte.

Der älteste Sohn jeder Familie war auf dem College mit Wissen so vollgestopft worden, daß er jetzt an geistiger Erschöpfung litt. Der Hausarzt riet nun den beiden, die Schule zu verlassen und sich so lange wie möglich an der frischen Luft aufzuhalten. Die Folge war ein ständiges Hintertürgezanke, und nur bei Sturm hatten die Nachbarn Ruhe. Denn Phosphorus' können nämlich einen Sturm voraussagen, er macht sie krank und steif; und so mußten sie im Hause bleiben. Die Phosphorus', die Rhus toxicodendrons und die Rhododendrons sind die Barometer für die Nachbarschaft. Causticums müssen nicht auf stürmisches Wetter achten, wenn sie auch manchmal eine kleine Fazialisneuralgie davon bekommen; andererseits fühlen sie sich bei feuchtem Wetter besser, nur vor kalter Zugluft müssen sie sich hüten. Ein kleiner Junge wurde durch kalten Wind gelähmt; ein anderer hat eine Muskelverkürzung und geht deshalb lahm, er hat ein Ziehen der Sehnen unterhalb des Knies; und ein dritter hat Nacht für Nacht ziehende, rheumatische, reißende Schmerzen, so daß er keine Ruhe findet und nicht schlafen kann. Die Freunde Rhus tox. und Pulsatilla bemitleiden ihn, sie wissen, wie scheußlich solche Schmerzen sein können, doch mit einem Unterschied: Bei ihnen bessern sich die Schmerzen durch ruheloses Umherwerfen, bei ihm aber nicht.

Die Phosphorus' waren kälteempfindlich und erkälteten sich leicht, sie spürten es dann auf der Brust, und davor fürchteten sie sich, denn sie waren engbrüstig und neigten zu Blutungen; viele Mitglieder der Familie starben deswegen an Lungenentzündungen oder Tuberkulose. Herr Phosphorus, der meint, er sei besser als jeder Arzt, behandelt die Krankheiten in seiner Familie nach seinen eigenen Vorstellungen. Wenn z. B. die Kinder über Rauhigkeit und Brennen in der Luftröhre, im Kehlkopf und in der Brust klagten, wobei das Wundsein sich über die ganze Brust und den Bauch ausdehnte, und wenn sie einen quälenden, trockenen und erschöpfenden Husten bekamen, wobei sie sich die Brust hielten — der Husten war abends, beim Lachen, beim Erzählen und in der kalten Luft schlimmer, manchmal ging beim Husten auch unwillkürlich Stuhl ab — dann behandelte er sie auf seine Art, bis sie beinahe daran starben, wenn nicht der Nachbar Arsenicum in letzter Minute die Behandlung übernommen hätte. Herr Causticum — der sich ebenfalls für einen großen Arzt hielt — meinte, Wasser sei das beste Mittel gegen Husten, denn er hatte seinen Kindern immer kaltes Wasser zu trinken gegeben, als sie Keuchhusten hatten. Phosphorus dagegen lehnte kaltes Wasser ab, bei ihm verschlimmerte Wasser den Husten.

Frau Phosphorus war früher eine ausgezeichnete Sängerin, doch hatte sich eine Erkältung auf die Stimmbänder gelegt, und seitdem war sie heiser. Es rasselte im Hals, was aber besser wurde, wenn sie den Schleim herausräusperte. Phosphorus hatte Erfolg, die Entzündung ging zurück, nur die Heiserkeit blieb. Nun war Causticum an sich vorzüglich bei Heiserkeit, die durch Lähmung der Stimmbänder hervorgerufen wird, und er hätte sie auch heilen können, aber er wollte den Fall nicht übernehmen, um den sich Phosphorus vergeblich bemüht hatte, bevor er nicht ausdrücklich dazu aufgefordert wurde.

Phosphorus meinte, es sei kein Wunder, daß Causticum Erfolg bei Lähmungen hat, wo es doch so viele Lähmungen in der eigenen Familie gibt. Nach der Geburt eines Kindes war bei Frau Causticum eine Blasenlähmung zurückgeblieben, sie konnte kein Wasser lassen. Die Causticum-Kinder sind verstopft, weil ihr Enddarm gelähmt ist. Ein Kind hat auch eine Blasenlähmung und Schwierigkeiten beim Harnlassen; es hatte einmal in der Schule das Wasser zu lange einhalten müssen. Bei einem weiteren Kind war ein Bein gefühllos und das andere lahm. Ein armer, kleiner Kerl starb an Hunger wegen einer Speiseröhrenlähmung, und ein anderer hatte eine Lähmung, die vom Gehirn ausging. Die Finger eines Phosphorus-Kindes waren so lahm, daß es nicht allein essen konnte und ein anderes hatte eine Rückenmarkslähmung.

Es war auffallend, wie ähnlich die Schicksale der Phosphorus- und der Causticum-Kinder waren. Von beiden Familien konnte ein Kind wegen geistiger Erschöpfung nicht in die Schule geschickt werden. Causticums hatten ein Kind mit Blasen- und Darmlähmung, Phosphorus' ein Kind, dessen Finger gelähmt waren. In jeder Familie war ein Kind mit Stimmbandlähmung und eines mit einer Sehnenverkürzung in der Kniekehle, so daß es hinkte.

Alle hatten für gewöhnlich guten Appetit. Die Phosphorus-Kinder wollten gerne kalte Speisen und Getränke, besonders Eiscreme, Erfrischendes und Gewürztes. Die Causticum-Kinder mochten dagegen gern geräuchertes Fleisch, Bier, kalte Getränke und scharfe Sachen; beide hatten eine Abneigung gegen frisches Fleisch und Süßigkeiten. Wenn die Phosphorus-Kinder hungrig waren, wurden sie leicht ohnmächtig, mit Übelkeit und Ängsten in der Herzgegend, was durch Essen besser wurde. Wenn dagegen die Causticum-Kinder hungrig waren, bekamen sie Kopfschmerzen, bis sie etwas zu essen erhielten.

Eines Tages war großes Gebrüll auf dem Hof. Als Herr Causticum aus dem Haus stürzte, um nachzusehen, was es gab, fand er sein kleines Mädchen mit Krämpfen am Boden liegend. Die Phosphorus-Katze hatte den Causticum-Hund angefaucht, worüber das Kind so sehr erschrak. Von da an litt es an Krämpfen, die nachts im Schlafe mit Schreien begannen. Sie fuchtelte mit ihren Gliedern, knirschte mit den Zähnen, und von Händen und Füßen stieg eine Fieberhitze — und auch Kälte auf. Seitdem entwickelte sich bei ihr auch ein Veitstanz. Herr Causticum wollte daraufhin die Phosphorus-Katze umbringen, aber Herr Phosphorus meinte, mit dem Hund von Herrn Causticum gibt es keinen Frieden. Frau Phosphorus war empfindlich und hysterisch; als sie hörte, daß das Leben ihrer Lieblingskatze bedroht war, fiel sie in Ohnmacht und kam nur kurz wieder zu sich, um erneut in Ohnmacht zu fallen. Herr Phosphorus hatte auch ohne den Ärger mit den Nachbarn genug Probleme mit seiner eigenen schwachen Gesundheit, und zudem reizte ihn die kalte Luft zum Husten, so ging er ins Haus zurück.

Als Frau Causticum so ihr Kind mit den Krämpfen daliegen sah, wäre sie beinahe ohnmächtig geworden; sie fühlte nur den Boden unter sich wanken, verlor aber nicht das Bewußtsein. Doch bald erholte sie sich wieder.

Eines der Causticum-Kinder hatte eine Diphtherie mit postdiphtherischen Lähmungen und Stimmverlust. Herr Causticum behandelte das Kind und heilte es. Trotz aller Vorsichtsmaßnahmen aber griff die Infektion auch auf das Phosphorus-Quartier über, und ein kleiner Phosphorus steckte sich an. Der arme Kerl war schlecht daran, es ging ihm schlechter als dem kleinen Causticum; er war erschöpft bei drohender Herzlähmung. Doch Phosphorus brachte ihn durch alle Gefahren glücklich hindurch, obwohl er nicht soviel von Medizin verstand wie Causticum.

Phosphorus hatte einen schwachen Magen, er erbrach alles, nachdem er es geschluckt hatte. Nur Eiswasser behielt er so lange bei sich, bis es warm geworden war, dann erbrach er auch das. Gegen 11 Uhr vormittags hatte er ein Leeregefühl im Magen mit Schmerzen im Magen und Rücken, das sich durch Essen besserte. Wenn er etwas Kaltes aß, wurden die Schmerzen besser, z. B. durch Eiscreme usw. Causticum hatte eine Abneigung gegen jeden, der nicht Eiswasser und Eiscreme mied, wenn er an Verdauungsstörungen litt. Causticum mußte mit allem, was er aß, sehr vorsichtig sein. Brot verursachte ein Druckgefühl, frisches Fleisch Übelkeit, und Eiswürfel, Kaffee und Saures schienen seine Beschwerden zu verschlimmern. Er hatte viel Sodbrennen, Krämpfe und starke Schmerzen in der Magengrube. Er war sehr berührungsempfindlich. Phosphorus hatte auch oft Sodbrennen. Er trank viel kaltes Wasser und konnte nie genug davon bekommen, doch erbrach er es sofort wieder, wenn es im Magen warm geworden war. Phosphorus litt auch an Magenkrämpfen, hatte starke, schneidende Schmerzen und konnte nicht den geringsten Druck vertragen. Beide erbrachen Saures und Blut. Als Causticum eines Tages beobachtete, wie Phosphorus die Straße entlang ging, wie er stolperte und strauchelte, stellte er an diesem Gang eine Rückenmarksschwindsucht fest und war sehr froh darüber, daß er selbst nicht daran litt. Dabei wußte er nicht, daß seine eigenen Sehstörungen, seine Unfähigkeit, Hände und Finger genau dorthin zu bringen, wohin er wollte, der Anfang dieser Krankheit waren.

Causticum hatte viel Brennen, beinahe überall; und wenn es einmal nicht genügend im Inneren brannte, dann verbrannten sich die kleinen Causticums die Finger. Bei Phosphorus brannte es vom Mund bis zum Magen. Er sagte aber davon nichts zu Causticum; wenn er aber ihre verbrannten Finger sah, sagte er höchstens, das sei gut für später.

Frau Causticum wunderte sich über die Dummheit von Frau Phosphorus, bei Kopfschmerzen kalte Umschläge zu machen, wo Wärme doch viel besser tat; und Frau Phosphorus wunderte sich darüber, daß Frau Causticum etwas gegen kalte Umschläge hatte und bei Kopfschmerzen warme auflegt.

Und so geht diese ewige Fehde weiter bis zum letzten Atemzug von dem, der übrig bleibt, Phosphorus oder Causticum.

Ein Besuch im Sanatorium

In einem Sanatorium, in dem nur Leute mit Magenbeschwerden behandelt werden, sind nahezu alle Familien der Materia-Medica-Welt vertreten — nun, es sollen hier nur einige davon vorgestellt werden.

Da geht gerade unser alter Freund Arsenicum über den Flur auf den Sonnenschein zu. Er ist außerordentlich unruhig und probiert nachts alle leeren Betten und Sessel aus. Er neigt zu allen möglichen Magenbeschwerden, von der einfachsten Verkühlung des Magens bis hin zum Magenkrebs. Wenn er nur ganz wenig kaltes Wasser trinkt, kommt es gleich wieder hoch. Sein Magen ist äußerst empfindlich, er klagt über Brennen im Magen und in der Speiseröhre und alles, was er schluckt, brennt; und wenn er erbricht, dann brennt das auch. Es brennt fast überall, und dagegen helfen warme Getränke und warme Anwendungen. Obwohl er vorgibt, daß eine Million kleiner Teufel, eine Million kleiner, heißer, roter Nadeln ihn innerlich stechen, ist ihm immer kalt, und er möchte sich recht warm anziehen. Er ist gereizt, ängstlich und behauptet, daß er bald stirbt. Seine Schmerzen sind unerträglich und treiben ihn fast zur Verzweiflung. Es schaudert ihn vor lauter Schmerzen.

Auch der Busenfreund von Herrn Arsenicum, der Herr Phosphorus, neigt zu allen möglichen Magenbeschwerden. Wenn er einen Schluck Wasser trinkt, bleibt es nur so lange im Magen, bis es warm ist, dann wird es wieder erbrochen. Er hat düstere Vorahnungen und ist leicht verärgert. An der frischen Luft fühlt er sich besser. Beide klagen über Magenschmerzen, intensives Brennen und Krämpfe. Bei beiden ist die Magengegend berührungsempfindlich. Sie fühlen sich nach dem Essen schlechter. Die Schmerzen von Herrn Phosphorus werden durch Eis und Eiswasser gelindert, die von Herrn Arsenicum dagegen verschlechtert.

Sehen Sie die abgezehrte, blutarme Frau vor der Heißluftklappe auf- und abgehen? Sie ist ganz warm angezogen, meint dabei aber, sie sei fast erfroren. Das ist Frau Ferrum arsenicosum. Sie ist jetzt gerade gut gelaunt, aber man darf ihr ja nicht widersprechen; dann schlägt ihre gute Laune sofort um; sie ist leicht erregbar, streitsüchtig und reizbar. Sie ist überempfindlich gegen Lärm, mag nicht reden oder jemanden reden hören. Sie kann keine Schmerzen ertragen, wird aber viel von Schmerzen geplagt. Wenn sie gegessen oder getrunken hat, brennt es im Magen. Sie hat Krämpfe und drückende Schmerzen im Magen, und Butter macht sie vollends krank. Sie mag kein Fleisch, dafür aber gern Brot und Saures. Kalte Getränke, fette und saure Speisen verschlechtern ihren Zustand. Beim Umhergehen wird sie sehr leicht müde, dann setzt sie sich hin und fühlt sich eine kleine Weile besser, doch bald geht es ihr wieder schlechter, dann steht sie auf und geht wieder umher. Langsames Gehen bessert ihr Befinden, die Erschütterung bei schnellem Gehen und die Schwäche, die dadurch hervorgerufen wird, langes Stehen, Wagenfahren und überhaupt jegliche Kälte tun ihr nicht gut.

Die kleine, abgemagerte Frau, die eingewickelt an der schützenden Veranda im Sonnenschein lehnt, ist Frau Barium sulfuricum. Bei Bewegung ist sie schlechter dran, manchmal auch vom Aufrechtsitzen oder -stehen; außerdem geht es ihr an der frischen Luft schlechter, obwohl sie sich danach sehnt. So ist sie in ihrer augenblicklichen Stellung am glücklichsten. Sie ist verschämt, mißtrauisch, kritisch und mag daher keine Gesellschaft. Ihr Appetit ist unterschiedlich, mal ungeheuer groß, mal fehlt er völlig. Wie Frau Lycopodium fühlt sie sich auch nach dem Essen voll, und ihre Beschwerden sind — wie auch bei Frau Lycopodium — rechtsseitig. Sie hat Krämpfe, kneifende und drückende Schmerzen mit großer Empfindlichkeit des Magens nach dem Essen. Die Verdauung ist träge, ihr Durst unstillbar, und nach dem Essen muß sie aufstoßen und erbrechen, zudem hat sie Sodbrennen.

Die kleine, alte Dame, die dort allein sitzt, ist Frau Carbo animalis. Sie hat Heimweh, ist traurig, schwach, möchte mit niemandem sprechen und am liebsten allein sein. Im Magen hat sie ein wundes Leeregefühl, was durch Essen nicht gebessert wird. Sie hat drückende, zusammenkrampfende Schmerzen, auch brennt und zwickt es im Magen, und salziges Wasser kommt hoch und fließt ihr aus dem Mund. Die Verdauung ist äußerst träge, fast jede Nahrung ist für sie unverträglich. Zunge und Mund brennen, und sie hat ein Gefühl, als ob alles roh wäre, von der Zunge bis zum Magen.

Herr Bismut ist das Gegenteil von Frau Carbo animalis, er kann nicht allein sein. Er ist schlecht gelaunt, unzufrieden mit seiner Umgebung und beklagt sich auch über sie. Er bleibt nie lange auf einem Fleck still sitzen, dann geht er wieder, legt sich etwas hin, steht wieder auf, geht wieder umher usw. Er liebt kalte Getränke, und nach kaltem Wasser ist es ihm auch wieder leichter, doch erbricht er alle Flüssigkeit, sobald sie im Magen ist. Die Verdauung ist sehr träge, er ißt mehrere Tage bis sein Magen zu voll ist, um mehr zu verkraften; dann benötigt er ungefähr einen Tag, bis er wieder alles erbrochen hat. Zwischen dem Nabel und den unteren Rippen hat er harte Knoten. Er klagt über krampfartige, brennende, drückende und stechende Schmerzen im Magen. Im Bauch kollern die Gase, doch gehen selten welche ab, wenn, dann wird es ihm wohler.

Dort drüben sitzt Frau Hydrastis canadensis. Sie war zunächst auf der gynäkologischen Abteilung wegen Geschwüren am Gebärmuttermund, der geschwollen und verhärtet war, und wegen eines fadenziehenden, klebrigen Ausflusses. Sie wurde mit örtlichen Maßnahmen behandelt. Dann hatte sie einen Krebsknoten in der Brust, der operiert wurde, und nun hat sie einen Magenkrebs. Ihre Verdauung ist träge, das Essen liegt ihr wie ein schweres Gewicht im Magen. Sie hat ein unangenehmes Völlegefühl im Bauch. Ißt sie aber nichts, dann hat sie ein leeres, ohnmächtiges Gefühl, und es ekelt sie vor dem Essen. Daneben ist sie noch hartnäckig verstopft ohne Stuhldrang. Sie klagt über starke Schmerzen in Magen und Därmen. Sie wird viel durch starkes Pulsieren in der Magengegend geplagt. Wenn man die Hand auf den Bauch legt, kann man das Pulsieren spüren. Sie ist sehr abgemagert, schwach, verzweifelt, und sie schreit jedesmal bei den starken schneidenen Magenschmerzen auf. Sie sehnt sich nach dem Tode.

Dieser faule Bursche dort ist Herr Kalium bichromicum. Er möchte weder körperlich noch geistig arbeiten und neigt zu Trübsinn. Die Speisen liegen ihm wie eine Last im Magen und werden unverdaut wieder erbrochen. Er schläft nicht vor Mitternacht ein, weil der Schleim ihn würgt, und um 2 Uhr nachts erwacht er mit Atembeklemmungen oder Brennen in der Magengrube und spuckt Blut. Er hat Magengeschwüre, die vom vielen Biertrinken stammen.

Frau Cundurango fühlt sich scheußlich, was schließlich ihr gutes Recht ist. Sie ist äußerst abgemagert und blutarm, ihre Haut ist trocken und schuppig. In ihrer Familie gibt es viele Krebskranke. Die Geschwüre sitzen an den Augenlidern, der Nase, der Zungenspitze und in den Brüsten; sie selbst hat einen Magenkrebs. Ihr Hals ist wund, schmerzt und brennt. Sie erbricht alles, was sie gegessen hat, es sieht aus wie Kaffeesatz. Ihr Magen ist druckempfindlich und in der Pylorusgegend ist ein harter Knoten. Die Magenschmerzen sind heftig und strahlen manchmal zu den Schultern hin aus.

Sehen Sie die Frau, die dort auf dem Rasen spazieren geht? Sie geht ohne Hut und Mantel, und das Kleid scheint nur ein Sommerkleid zu sein. Sie ist ein unermüdlicher Verfechter der Frischluftkultur. Nein! Es ist nicht Frau Pulsatilla, sondern Frau Kalium sulfuricum. Sie mag nichts Warmes, auch kein warmes Bad. Sie ist reizbar, leicht verärgert und eigensinnig. Geistige Anstrengung tut ihr nicht gut, auch jegliche Art von Ruhe. Sie ist gegen Lärm überempfindlich und sehr schüchtern. Sie hat Angst und Beschwerden im Magen, keinen Appetit, Abneigung gegen Brot, Eier, Fleisch, heiße Getränke und warme Speisen. Frau Kalium sulfuricum tut viel dazu, um sich zu kühlen. Sie verlangt Süßes und Kaltes. Sie verdirbt sich leicht den Magen und fühlt sich nach jeder Mahlzeit voll, wobei Aufstoßen bessert. Sie klagt über brennende, krampfartige, schneidende, zwickende, drückende, stechende Schmerzen, über Wundheit und Pulsieren im Magen nach Essen und Trinken. Sie hat brennenden Durst.

Die schwache und warmangezogene Frau, die gerade ihren Wagen besteigt, ist Frau Nitri acidum. Die tiefliegenden Augen, die dunklen Ränder unter den Augen, um Nase und Mund, das fahle, eingesunkene Gesicht sprechen von ihrem Leiden. Man braucht gar nichts von ihren pressenden, kneifenden, pulsierenden und brennenden Magenschmerzen oder von der Übelkeit und dem Erbrechen nach dem Essen zu wissen, um bei ihr Magengeschwüre zu vermuten. Sie fährt oft mit dem Wagen, weil ihr das immer Erleichterung verschafft.

Frau Kalium arsenicosum, bleich, wachsähnlich, ängstlich, schreckhaft und überempfindlich leidet an einer hartnäckigen, chronischen Gastritis. Sie klagt über Angst, die sich vom Magen nach der Wirbelsäule hin zieht, auch über Kältegefühle im Magen. Sie mag gern warme Getränke, saure und süße Sachen, verabscheut aber die Nahrung. Ihre Magenschmerzen sind brennend, krampfartig, schneidend, drückend und von heftiger Übelkeit begleitet. Sie kommen nach dem Essen, nach kaltem Trinken, auch nachts und bessern sich durch Hitze. Frau Kalium arsenicosum ist reizbar und nörglerisch, sie könnte sogar jemanden umbringen. Die anderen Gäste haben gedroht, sie wie ein gewöhnliches, böses Weib einzusperren, wenn sie sich nicht in die Gesellschaft einfügt. Sie mißtraut jedem, trägt sich mit dem Gedanken, sich umzubringen und weint nachts im Schlaf.

Frau Lycopodium spaziert in einem Kimono umher und hat ihren Gürtel gelockert, weil sie keinen Druck am Oberbauch verträgt. Sie ist hungrig, doch genügen ihr dann 2 oder 3 Bissen, um sie zu sättigen. Sie ist sehr empfindlich und keiner wagt, ihr zu danken, weil sie sonst anfängt zu weinen. Sie hat das Gefühl eines Aufwallens im Magen, es kneift, drückt, schneidet und krampft; die Schmerzen sind beim Zusammenkrümmen, nach dem Essen und auch nachmittags zwischen 4 und 8 Uhr schlimmer; nach dem Aufstoßen geht es ihr besser, auch beim Hinlegen, an frischer Luft, beim Umhergehen und wenn sie im Bett warmgeworden ist.

Herr Sulfuricum acidum leidet an chronischem Alkoholismus; sein Magen ist nahezu ganz ruiniert. Morgens erbricht er als erstes Wasser und Schleim, der so sauer ist, daß er die Zähne stumpf macht. Er bekommt Wasser ohne Alkoholzusatz überhaupt nicht herunter. Er will frisches Obst und Branntwein haben. Sein Hals ist rauh, empfindlich und sein Mund voller Geschwüre. Wie könnte es anders sein bei einem so sauren Magen? Die Magenschmerzen empfindet er als marternd. Er neigt zu Blutungen, beinahe überall kann es dunkelrot bluten. An der frischen Luft fühlt er sich schlechter, er sitzt da und weint den ganzen Tag und taugt zu nichts. Wenn er mal etwas tut, dann so schnell, als könne es nicht schnell genug gehen.

Frau Robinia hat stets nach dem Essen dumpfe, schwere, quetschende Schmerzen. Sie ißt nur einmal täglich, weil ihr das Essen so heftige Beschwerden macht. Bald nach dem Essen wird die Speise im Magen sauer; alles, was sie zu sich nimmt, wird sauer, und genau wie bei Herrn Sulfuricum acidum werden die Zähne stumpf, wenn es hochkommt. Wenn sie abends Wasser trinkt, erbricht sie es am Morgen wieder grün und sauer. Sie ist sehr schlecht gelaunt und weint jeden Tag, wenn sie Magenschmerzen hat.

Frau Iris versicolor gehört auch zu denen, bei denen alles im Magen sauer wird, und wenn die Nahrung wieder hochkommt, scheint sie alles zu verbrühen. Sie hat viel Magenbrennen, das sie kaum aushalten kann, ist schlecht gelaunt und mutlos.

Die blasse, hagere Frau mit dem leidenden Gesichtsausdruck und den Tränen in den Augen dort am Klavier ist Frau Kreosotum. Wenn sie Musik hört, muß sie weinen. Sie leidet viel und hat sehr abgenommen, seitdem sie hier ist. Sie möchte gern sterben. Sie hat viel Durst, trinkt gierig und erbricht dann wieder alles. Sie hat das Gefühl eines Eisklumpens im Magen oder ein Völlegefühl, als hätte sie zuviel gegessen und drückende, kneifende und geschwürige Schmerzen im Magen; zudem erbricht sie Blut.

Herr Mercurius corrosivus hat ein träges Gedächtnis. Er starrt die Person, die mit ihm spricht, lange an und versteht dabei kein Wort von dem, was man zu ihm sagt. Er hat heftigen, unstillbaren Durst auf große Mengen kalten Wassers. Heiße Speisen widern ihn an, er mag nur kalte. Sein Magen ist aufgebläht und schmerzhaft, er kann keinen Druck ertragen, nicht einmal den der Kleidung. Er hat brennende, schießende und krampfartige Magenschmerzen. Er erbricht krampfartig und schmerzhaft; das Erbrechen scheint nicht enden zu wollen. Er erbricht fadenziehenden Schleim, Galle und Blut.

Sehen Sie dort die Frau, die mit Herrn Bismut spricht? Das ist Frau Lachesis, die als eine der geschwätzigsten Frauen der Welt bekannt ist. Sie hat ein lebhaftes Vorstellungsvermögen, spricht hastig in sehr gewählter Ausdrucksweise und springt überraschend schnell von einem Thema zum anderen. Herr Bismut hat gern Gesellschaft, doch möchte er sehr gern auch selbst reden. Deshalb wird er sie sicherlich bald verlassen. Nun, sie wird schon bald wieder einen Zuhörer finden, denn sie muß unbedingt reden. Sehen Sie ihre rote Wange? Wenn sie Ihnen aber die andere Seite vom Gesicht zuwendet, werden Sie sehen, wie blaß sie ist, da sie sehr leidet. Manchmal ist sie ruhig und voller Sorgen. Dann mag sie auch keine Gesellschaft und auch nicht reden. Sie hat einen Magenkrebs. Der Druck im Magen ist eigentlich schmerzlos, eher kneifend, er bessert sich nach dem Essen; doch kommt der Druck wieder, wenn der Magen leer ist. Die Magengrube ist berührungsempfindlich, und sie hat dumpfe, stechende Schmerzen. Sie kann kein Kleidungsstück ertragen, weder an der Taille, noch am Hals, deshalb trägt sie auch ein tiefausgeschnittenes, herrschaftliches Gewand.

Schließlich ist auch noch unser guter alter Freund Sulfur hier. Er ist der schmutzige, zerlumpte Philosoph, den wir schon von früher her kennen. Morgens um 11 Uhr hat er immer noch dieses leere Ohnmachtsgefühl im Magen und verbunden damit das Gefühl eines Gewichtes im Magen, worüber er schon früher geklagt hat. Er ist zu faul zum Aufstehen, auch zu unglücklich, um zu leben, und er fürchtet das Baden noch genauso wie früher, als er noch ein Kind war. Wahrscheinlich nimmt er an, daß Wasser nur zum Trinken da ist und Speisen nur zur Zierde, so wenig ißt er, und so viel trinkt er.

Eine Hochzeit in der vornehmen Welt

Man war in der Gesellschaft überrascht, als man hörte, daß Herr Phosphorus das Herz von Fräulein Calcarea erobert hatte. Jedermann war ebenso entzückt wie verwundert und freute sich herzlich darüber. Nur einer machte eine Ausnahme: Herr Causticum konnte nicht verstehen, was Fräulein Calcarea an Herrn Phosphorus bewunderte. Herr Phosphorus war groß und schlank mit dunklen Augen und braunen Haaren, während Fräulein Calcarea klein, blauäugig und blond war und etwas dicklich, besonders in der Taille. Schließlich aber, als er darüber nachdachte, fand er doch, daß die beiden zueinander paßten. Zur Hochzeit wollte Fräulein Calcarea die ganze Gesellschaft einladen und schließlich unterdrückte Herr Phosphorus seine feindlichen Gefühle gegen Herrn Causticum und stimmte dem zu.

Endlich nahte der Hochzeitstag; es war ein herrlicher, klarer Tag, sehr zur Freude der hohen versammelten Gesellschaft, denn keiner der Gäste fühlte sich bei feuchtem Wetter wohl.

Die Braut hing nicht an Äußerlichkeiten, und so war sie in ihrem schlichten, weißen Kostüm eine Schönheit. Der Bräutigam trug einen konventionellen, schwarzen Anzug und strahlte vor Vergnügen. Ich kann die Gewänder der Gäste nicht alle beschreiben, nur soviel sei gesagt, es waren alle sehr schön.

Die Braut, deren Motto „Adel verpflichtet" war, hatte die Geschmäcker ihrer Gäste genau studiert und alles entsprechend gerichtet. Der Raum ähnelte dem Wintergarten, und alle Fenster konnten auf einmal geöffnet werden. Am Ende des Speisezimmers gegenüber dem Wintergarten war ein großer Kamin mit einem gemütlichen Holzfeuer. Durch den ganzen Raum zog sich die lange Tafel, und in der Mitte der Tafel hatte das jungvermählte Paar unter einer Blumenglocke Platz genommen. Gegenüber dieser Blumenglocke, hinter einem Wall aus Farn und Blumen, war das Orchester. Vor den Blumen tanzten die Tarentula-Schwestern zur Unterhaltung der Gäste; sie konnten, sobald musiziert wurde, ihre Füße nicht stillhalten. Sie waren glücklicher beim Tanzen als beim Essen, solange die Musik spielte.

Am Ende der Tafel zum Wintergarten hin saß Herr Apis, ihm gegenüber vor dem Feuer der alte Großvater Psorinum mit seiner Pelzkappe und seinem Ulstermantel. Und da niemand gewagt hatte, ihn aufzufordern, Hut und Mantel abzulegen, war der alte Herr einmal richtig glücklich. Er wollte an sich nicht an den Hochzeitsfeierlichkeiten teilnehmen, doch hatte sein Enkel Sulfur darauf bestanden, denn Sulfur ist niemals glücklicher, als wenn er es fertig gebracht hat, den alten Opa in eine Gesellschaft mitzunehmen. Er hätte zwar gern neben seinem Opa gesessen, doch konnte er die Hitze nicht ertragen, und so hatte man ihm einen Platz zur Rechten des Brautpaares zum Wintergarten hin angewiesen, während der andere Enkel, Nux vomica, neben seinem Großvater Psorinum saß.

Am Kaminende des Zimmers saßen Psorinum, Nux vomica, Nitri acidum, Rumex, Silicea, Mercurius, Rhus toxicodendron, die Babies Aconitum und Chamomilla — auf der anderen Seite Apis, Pulsatilla, Secale, Jodum, Sabadilla, Ledum, Bryonia, Ignatia und Natrium muriaticum, der Rest wurde zwischen sie gesetzt. Ignatia saß an diesem Ende, weil sie und Nux vomica sich nie vertragen konnten. Rhus toxicodendron wollte nahe am Wintergarten sitzen, doch stritt er so ruhestörend mit Apis, daß man ihn an den Kamin wies. Während die Gäste Platz nahmen, hätte es beinahe einen unerfreulichen Krach gegeben. Mercurius und Silicea durchbohrten sich gegenseitig mit giftigen Blicken. Einen Augenblick lang war das Brautpaar verwirrt, doch Friedensstifter Hepar erfaßte sofort die Situation und schlüpfte zwischen die beiden Kampfhähne, und so gab es keinen Streit.

Das Hochzeitsfrühstück war von der Braut wohl durchdacht worden. Zunächst wollte sie ein Festessen auftischen lassen, dann aber fand sie, daß sicherlich die meisten der Gäste einen oder mehrere Gänge auslassen würden. So bestellte sie die Lieblingsspeisen ihrer Gäste und tischte gleich alle auf — so mochten z. B. Phosphorus und einige andere Gäste keine warmen Speisen. Sie hatte alles sehr sorgfältig ausgewählt, daß z. B. kein Schweinefleisch in der Nähe von Pulsatilla stand und keine heißen Speisen in der Nähe von Phosphor usw. Alles das nannte sie dann Hochzeitsfrühstück. Der Braut gefiel dieses Arrangement ganz besonders, weil dies die einzige Möglichkeit war, ihre geliebte Schüssel voller gekochter Eier zu bekommen, denn schließlich ist das nicht dasselbe, als wenn sie im Salat serviert werden.

Phosphorus störte sich nicht sehr am Essen, Hauptsache, es war kalt und nicht süß. Apis, Psorinum und Hepar bekamen sauer Eingelegtes; Sulfur Leckereien; Pulsatilla Limonade; Ignatia Roggenbrot; Lachesis und Rhus Austern; Nitri acidum und Veratrum album Sardinen; Nux vomica Schweinefleisch; Mezereum Schinken; Mercurius Brot und Butter und schließlich die Braut und andere gekochte Eier. Es gab sehr, sehr viel und man wurde jedem Gaste gerecht. Neben dem Baby Aconitum wurde eine Flasche Kruppmedizin hingestellt — für alle Fälle. Für das Baby Chamomilla hatte man einen elektrischen Patentstuhl besorgt, der hoch und runter, vor- und rückwärts bewegt wurde und der vorn eine mit Sauerkraut gefüllte Schüssel hatte. Auf den wurde nun das Baby festgebunden, und so gab es keine Schwierigkeiten.

Das Fest verlief, bis auf Kleinigkeiten, eigentlich ohne Zwischenfälle. Pulsatilla griff immer nach dem Taschentuch — sie wußte selbst nicht, warum sie weinte — nun, man weiß ja, irgendjemand muß auf jeder Hochzeit weinen. Arsenicum hatte zu gierig nach der Eiscreme gegriffen, und nun litt er darunter. Herr Apis wurde kurz ohnmächtig, kam aber sofort zu sich, als ein Fenster geöffnet wurde. Darüber erschrak nun wieder Frau Ignatia, die nun auch ohmächtig wurde. Sie kam zu sich, schluchzte hysterisch, woraufhin Großmutter Natrium muriaticum sie nach Hause brachte, wo sie sich von der vielen Aufregung erholen konnte. Bryonia und Nux vomica regten sich über solch unsinniges Aufhebens auf; doch abgesehen von diesen kleinen Zwischenfällen ging alles gut, und jeder war zufrieden. Sogar die Witwe Platina hatte vorübergehend ihr stolzes Wesen abgelegt, sie war so fröhlich, wie ihre verschmähten Nachbarn, und als das Brautpaar die Gesellschaft verließ, um zur Bahn zu gehen, wünschten ihnen alle eine recht gute Reise.

Großmutter und Enkel Baryta carbonica

Während der Erholung von einer Erkältung bekam Großvater Baryta carbonica, ein dicker Säufer, einen Schlaganfall und verstarb. Er überließ der armen, kleinen, schwachen Großmutter Baryta carbonica damit allein die Erziehung ihres verwaisten Enkels Baryta carbonica.

Großmutter Baryta carbonica leidet, wie auch der Rest der Familie, unter einem ausgeprägten Minderwertigkeitskomplex. Daher traut sie es sich nicht zu, den Enkel entsprechend zu versorgen. Dessen ungeachtet konnte sie sich nicht entschließen, ob sie ihn ins Internat schicken oder zu Hause behalten sollte. Ihr war klar, daß sie die Entscheidung, wie immer sie auch ausfallen sollte, bereuen würde.

Man könnte annehmen, daß Großmutter Baryta carbonica keine geborene Baryta sei: doch sie war eine — vom Scheitel bis zur Sohle. So hatte Großvater Baryta carbonica wohl seine Cousine geheiratet, was nicht zuletzt für die Retardierung ihrer Kinder verantwortlich sein dürfte.

Großmutter Baryta carbonica ist recht furchtsam und glaubt, daß jeder, dem sie begegnet, sie beobachtet und kritisch betrachtet.

Der kleine Baryta carbonica ist geistig wie auch körperlich zurückgeblieben und im Umgang nicht gerade einfach. Kleinigkeiten erschrecken ihn und reizen ihn zu heftigen Zornausbrüchen. Er zählt zu den Kindern, deren Naturell dazu disponiert, „rot zu sehen", wobei er am liebsten den Missetäter vernichten würde. In diesen Augenblicken mangelt es der Großmutter an Kraft, der Situation gewachsen zu sein. Glücklicherweise ist alles wieder rasch vorbei und vergessen. Großmutter Baryta carbonica gehört nicht zu den Leuten, die einsehen können, daß ein Kind möglicherweise Schutz vor Kleinigkeiten benötigt.

Der Knabe spielt nicht gern mit anderen Kindern, und so sitzt er zu Hause bei seiner Großmutter. Sie würde ihn gern mit Erzählungen aus ihrer Kindheit unterhalten, doch wie sehr sie sich auch um Erinnerung der Geschehnisse bemüht, will es ihr doch nicht gelingen, etwas ins Gedächtnis zu rufen. Mitunter versucht sie, dem

Jungen etwas beizubringen. Da er nichts behält, wird auch das ein Mißerfolg, und so sitzen sie oftmals einfach da.

Eines Tages klingelte es an der Tür. Der Ton kam ihnen sehr laut vor und erschreckte sie so heftig, daß sie am ganzen Leib zitterten. Sie stellten sich vor, ein großer, starker Mann würde draußen stehen. Sie fürchten sich nämlich vor Männern. Schließlich raffte sich die Großmutter auf und öffnete die Tür einen Spalt, nicht jedoch ohne zunächst die Türkette vorzulegen. Der Enkel versteckte sich hinter ihr am Rockzipfel hängend und spähte hinaus. Dort stand natürlich kein großer, starker Mann, sondern lediglich die Cousine Baryta muriatica, die um etwas Weißbrot bitten wollte. Sie mag trockenes Weißbrot sehr und wußte, daß bei den Barytas immer viel übrig blieb, da sie keinen Appetit hatten. Stellte sich bei ihnen einmal Hunger ein, dann waren sie entweder zu faul zum Essen oder rasch satt. Somit hatten sie immer reichlich Brot zur Verfügung.

Sobald Baryta muriatica das Haus betreten hatte, ließ sich Großmutter stöhnend und klagend in einen Sessel fallen. Sie bat Baryta muriatica, den Vorhang zu schließen, da das Licht sie blendete und ihren Augen weh tat. Baryta muriatica kam dem Wunsch sofort nach, da sie selbst kein helles Licht vertrug. Sobald sie das Brot erhalten hatte, machte sie sich wieder auf den Weg, worüber Großmutter recht froh war, denn sie mochte keine Gesellschaft und fühlte sich unter Menschen immer schlechter. Das mag davon herrühren, daß sie ihrem Besuch ausführlich von ihren Beschwerden berichtet — manchmal ist sie recht geschwätzig —, wonach sie sich dann unwohl fühlt, denn Denken an ihre Leiden verschlimmert diese.

Sie versuchte mitunter, ihrem Enkel etwas vorzulesen, aber ihre Sehkraft reichte dazu nicht aus. Allmählich bildet sich bei ihr eine Linsentrübung. Der Kleine neigt zu Hornhautgeschwüren. Beide sind äußerst geruchsempfindlich. Eines Tages glaubte Großmutter fest, Fichtenrauch zu riechen. Sogleich begann sie, nach dem Feuer Ausschau zu halten. Der Enkel stimmte ihr bald zu und machte sich ebenfalls auf die Suche. Selbstverständlich fanden sie nichts, da es nirgends brannte.

Als Baby litt der Enkel an Tinea capitis. Die gesamte Kopfhaut sonderte reichlich ab, doch war alles geheilt, noch ehe die Großmutter ihn unter ihre Fittiche nahm. Nun hat sie Angst, ihm die Haare zu waschen, da sie annimmt, er könnte sich erkälten. Sie sieht es nicht gern, wenn er eine Erkältung bekommt, denn Nase und Oberlippe schwellen sehr stark, sind wund und krustenbedeckt. Möglicherweise folgt ein Retronasalkatarrh mit Borkenbildung an der Rückseite der Uvulabasis. Ferner neigt er bei Erkältungen zu Zahnschmerzen, wobei das Zahnfleisch blaß wird und anschwillt. Die Wangen zeigen ebenfalls Tendenz zur Schwellung, die auf Nase und Augen übergreift. Das Zahnweh verschlimmert sich beim Drandenken, was er natürlich nicht lassen kann. So wird verständlich, daß Großmutter versucht, ihn vor Erkältungen zu bewahren. Außerdem macht sie sich Sorgen, er könne Scharlach bekommen.

Wenn Großmutter auch viel vergessen hat, an Mumps, Angina und Scharlach ihrer Kinder kann sie sich erinnern. Der Enkel hat ständig vergrößerte und verhärtete Tonsillen. Sie lassen ihn fast ersticken, wenn er sich hinlegt. Somit wären bei Scharlach oder Diphtherie gewiß Schwierigkeiten zu erwarten. Großmutter hat Mitleid mit jedem, der von Halsbeschwerden geplagt ist. Als sie Mandelentzündung hatte, konnte sie nichts außer Flüssigkeiten schlucken, und selbst diese kamen durch die Nase zurück. Sie war überwiegend durstig, aber konnte nicht trinken.

Großmutter konnte nicht begreifen, warum der Enkel einen solch gewaltigen Bauch hatte. Gewiß gab es Blähungen, aber doch nicht in diesem Maße. Außerdem wußte jeder, daß er nicht genug ißt. Auch war er mit Verstopfung behaftet, was wohl von seiner Abneigung gegen Obst, besonders Pflaumen, herrührt. Süßigkeiten mag er übrigens auch nicht.

„Weshalb winselst Du", fragte Großmutter ihren Enkel. „Ich habe einen säuerlichen Geschmack, und hier ist es so komisch", antwortete er, dabei auf seinen Magen deutend. Großmutter dachte nach: saurer Geschmack und Schwächegefühl im Magen. „Ich werde ihm etwas zu essen bringen, das hilft ihm sicher." Warmes durfte sie ihm allerdings nicht servieren, denn davon bekommt er Husten. Von Brot wird ihm übel, doch endlich fand sie noch etwas. Er aß ein oder zwei Happen, dann war er satt. Großmutter sprach ihm solange gut zu, bis er einige weitere Bissen geschluckt hatte. Anschließend begann er zu schreien und gab auf

Großmutters Fragen hin folgendes zur Antwort: „Ich habe einen Stein im Magen, der weh tut." Er ließ sich in den Sessel fallen, doch verschlimmerte die gekrümmte Haltung seine Beschwerden. Er stand auf und beugte sich nach hinten, was ihm Erleichterung verschaffte. Dann lief er in der Diele auf und ab, doch jedes Mal, wenn er den Fuß zu abrupt aufsetzte, spürte er den Schmerz wieder mehr. Recht bald stellte sich Aufstoßen ein, wonach es ihm besser ging.

Das Rheuma im Rücken, das sie kaum vom Stuhl aufstehen läßt, ist ein Grund, weshalb Großmutter Baryta carbonica es als Zumutung erachtet, ihren Enkel versorgen zu müssen. Ferner ist sie so schwach, daß sie sich anlehnen muß, um nicht zu fallen. Sie ist hungrig und kann nicht essen, schläfrig und kann nicht schlafen. Mitunter gelingt es ihr nicht einmal, Flüssigkeiten zu schlucken. Während der Asthmaanfälle ist es ihr nicht möglich zu sprechen, zu husten oder den Kopf vom Kissen zu heben. Sie ist wirklich berüchtigt wegen der Dinge, die sie nicht kann. Eigentlich benötigt sie jemanden, der sich um sie kümmert.

Wenn man an Großmutter Baryta carbonica und ihren Enkel denkt, sollte man sich immer daran erinnern, daß

> sie eine alte, alte Dame
> und er ein zwergenhafter Junge war.

Alumen und Alumina

Alumen, der Adlige, ist überall unter dem Namen, Alum der Kristall, bekannt, wohingegen sein Zwillingsbruder Alumina lediglich tönerne Herkunft nachweisen kann.

Wer hat schon einmal Alumen und Alumina getroffen? Sie schielen und ähneln einander wie zwei Erbsen, die nicht in derselben Schote wachsen. Unter anderem kann man sie an ihren Augen unterscheiden — Alumens rechtes Auge schielt konvergent, während Alumina mit dem linken oder rechten Auge divergent schielt.

Alumen war schon immer ein Quälgeist. Morgens blieb er lange liegen, nur um seine Familie zu ärgern. Alumina würde niemals daran denken, solche Sitten einzuführen, denn dabei verginge ihm die Zeit viel zu langsam. Er blieb nie lange genug im Bett, um von jemandem ertappt zu werden.

Alumen ist ein Kämpfer. Er bekommt einen Wutanfall und möchte zum Angriff übergehen, doch Alumina läßt sich auf nichts ein. Seine Stimmungslage wechselt sehr, mal besitzt er Selbstvertrauen, dann ist er wieder schüchtern, doch im allgemeinen ist er ruhig, ergeben und zu Tränen geneigt. Über die Schulzeit Alumens liegen keine Berichte vor, jedoch von Alumina erzählt man sich, daß es Schwierigkeiten gegeben hatte. Sein Gedächtnis taugte nichts, und er konnte keinem Gedankengang folgen. Er wollte sich nicht an die Aufgaben begeben, machte aus einer Mücke einen Elefanten und fing eher an zu weinen, als mit der Arbeit zu beginnen. Die Klassenkameraden nannten ihn Percy und foppten und neckten ihn bei jeder Gelegenheit. Das jedoch erregte den Zorn von Alumen, der wie eine wild gewordene Hornisse herbeisauste und die Jungen in die Flucht schlug.

Für Alumina kam es nicht in Frage, einer Laune nachzugeben, wie Alumen es tat, denn das bereitete ihm Beschwerden. So machte ihn beispielsweise Ärger krank. Niemand wagte es, Alumina ein Taschenmesser zu geben, denn sah er einmal spitzen Stahl, kamen Selbstmordgedanken. Allerdings würde er diese niemals in die Tat umsetzen, da er sich vor dem Tod fürchtet.

126

Beide Zwillingsbrüder leiden unter Schwindel. Bei Alumen ist er erträglicher, wenn er die Augen öffnet, bei Alumina verhält es sich umgekehrt.

Als Kinder kränkelten sie immer: Erkältungen, Katarrhe, Wirbelsäulenbeschwerden, Verstopfung, Muskelschwäche usw. Mal plagten sie die einen, mal die anderen Beschwerden. Möglicherweise steht am Ende der Liste Krebs.

Alumina litt an hartnäckiger Obstipation, die sich bereits im Säuglingsalter eingestellt hatte und ihm während des ganzen Lebens treu blieb. Alumen war ebenfalls verstopft, hatte jedoch heftigen, erfolglosen Drang im Gegensatz zu Alumina, der nur Stuhl machen konnte, wenn sich viel im Rektum angesammelt hatte. War sein Stuhl zufällig einmal weich, konnte er ihn nur unter den gleichen Schwierigkeiten wie harten absetzen. Alumen leidet nicht nur an Verstopfung, sondern auch an Durchfall. Besonders schlimm sind für ihn die mitunter Stunden anhaltenden Schmerzen nach dem Stuhl. Beide werden von Hämorrhoiden gequält, die bei Alumen bluten, bei Alumina hingegen nicht. Ihre Darmstörungen werden hauptsächlich durch die Inaktivität der Gedärme verursacht.

Eines Tages erhielten die Jungen eine Einladung zum Hochseefischen. Die Aussicht auf eine Fischtour überbot Alumens Bedürfnis, lange zu schlafen. Er dachte, daß sich sein anfallsweises Herzrasen wohl nicht einstellen würde, wenn er sich am Fischen erfreuen konnte und nicht an seine Krankheit denken mußte. Alumina schien sich gerade in einer Phase gesteigerten Selbstvertrauens zu befinden, als die Einladung erfolgte, denn er sagte jubelnd zu. Alumen, der immer einen leichten Schlaf hatte, benötigte nie einen Wecker, doch in dieser Nacht ließ ihn ein Alptraum bereits um vier Uhr hochfahren. Er fühlte sich nicht besonders — Unwohlsein in der Magengegend und Kopfschmerzen. Er nahm an, daß dies der Anfang seiner neuralgischen Kopfschmerzen sei, bei deren Auftreten er auf arzneiliche Hilfe nicht gerade baute. Nun befürchtete er, am Ausflug nicht teilnehmen zu können. Dieser Gedanke regte ihn auf und rief ein nervöses Zittern hervor. Zum Glück überredete ihn seine Mutter zum Frühstücken; danach ging es ihm besser, und er entschloß sich zur Mitfahrt.

Alumina wurde lange von Gedanken wachgehalten. Als er endlich eingeschlafen war, träumte er von Dieben, die sein Angelzeug stehlen wollten, anschließend von seinem Boot, das im Begriff war zu sinken, was ihn hochfahren und mit Herzklopfen erwachen ließ. Nach einiger Zeit gelang es ihm, wieder einzuschlafen. Am Morgen war er dann müde, fühlte sich schwach und einer Ohnmacht nahe. Wie Alumen wollte auch er zunächst daheim bleiben. Doch nach dem Frühstück hatte er sich erholt und zog mit Alumen los, dabei die ganze Zeit nörgelnd. Er glaubte fest, das Boot würde untergehen, oder ein ähnlich schweres Unglück würde drohen. Er war ein vollkommener Spielverderber.

Da beide Jungen verfroren waren, begaben sie sich in warme Mäntel gekleidet auf den Weg, den Picknickkorb zwischen sich schleppend. Keiner war kräftig genug, ihn allein zu tragen. Alumen gedachte, zum Mittag etwas zu sich zu nehmen. Gewöhnlich ekelten Speisen ihn an, aber mitunter überkam ihn doch der Hunger. Unbedingt hatte er auf einer eiswassergefüllten Thermosflasche für den Fall, daß sich sein Kopfweh einstellen sollte, bestanden. Anders als Alumen hatte Alumina überhaupt keinen Appetit, doch hielt er es für möglich, daß ihm Obst und Gemüse behagen könnten. So packte er davon und außerdem Stärke, Kalk, Gewürznelken und andere unverdauliche Sachen ein. Gegen Fleisch hatte er eine ausgeprägte Aversion, so daß er auf belegte Brote verzichtete.

Bis zum Boot hatten die Burschen etwa eine halbe Meile zu Fuß zurückzulegen, was sie total erschöpfte. Alumens Füße reagierten empfindlich auf Druck, so daß das Laufen zur schmerzhaften Prozedur wurde. Alumina hatte das Gefühl, als könne er keinen Schritt mehr gehen. Seine Beine schmerzten, waren schwer, und er meinte, seine Knie würden im nächsten Augenblick einknicken. Beide hatten kalte Füße; bei Alumen waren auch die Unterschenkel mitbetroffen. Sie hielten nach einem warmen, sonnigen Platz an Deck Ausschau und ließen sich auf die Stühle fallen. Alumen konnte durch seinen schwachen Rücken wohl keine Minute länger aufrecht gehalten werden, und Alumina war vollständig ermattet.

Nach einer Stunde lief das Schiff aus, den Fischgründen entgegen. Inzwischen hatten die Jungen ausreichend geruht, interessierten sich wieder für die Geschehnisse und versahen die Haken mit

Ködern, um die Angeln, wie es die anderen taten, auszuwerfen. Alumens Arme zitterten und zuckten, und er hatte am Oberarm wie auch oberhalb des Knies das Gefühl, als würde eine Schnur fest zusammengezogen. Seine Hände waren schwach, und zum allgemeinen Mißfallen ließ er die Angelrute sinken (man hatte darauf bestanden, mit Rute und Rolle zu angeln). Doch trotzdem — und zur Überraschung aller — spürte er, kaum die Angel fest im Griff, wie ein Fisch anbiß. Er packte die Angel fester, raffte sich auf und begann, den Fisch sich auszappeln zu lassen. Er glaubte fest, einen Wal am Haken zu haben, den er natürlich nicht verlieren wollte. Er zitterte vor Aufregung. Es war keineswegs klar, ob der Fisch ihn hinein- oder er ihn herausziehen würde. Die ganze Gesellschaft wurde neugierig und schloß Wetten über das Gewicht des Fisches ab. Die Schätzungen lagen zwischen 40 und 100 Pfund. Schließlich stellte sich heraus, daß Alumens Kraft wohl kaum ausreichen würde, ihn allein an Deck zu hieven. So kam ihm jemand zu Hilfe und riß heftig an der Angel. Es zischte etwas Weißes durch die Luft und was landete nach Luft schnappend und sich windend auf dem Boden? Ein 15 Zentimeter langer Lachs! Alumen sank neben ihm erschöpft zusammen. Er fühlte sich nicht wohl. Angeln war für seinen Rücken zu anstrengend. Nachdem er sich eine kleine Pause gegönnt hatte, erbot er sich, das Essen herzurichten, was von den anderen stürmisch begrüßt wurde.

Alumina wurde der Arm schwer, somit war es für ihn nicht gerade eine Freude, still zu sitzen und eine Angel zu halten. Doch war er von ruhiger, ergebener Natur und fügte sich daher in sein Schicksal. Nach einiger Zeit schmerzten seine Beine, und das Gesäß wurde taub. Plötzlich hörte er ein Scheppern in der Kombüse und fragte sich, was Alumen wohl fallengelassen hatte. So gab er das Fischen auf und half seinem Bruder.

Alumen hatte trotz seines Völlegefühls Hunger. Er ekelte sich vor den Speisen, nahm aber dennoch etwas zu sich. Vor dem Essen war Alumina sehr hungrig. Da er wußte, daß kalte Speisen ihm nicht bekommen, kaute er ein wenig auf der Stärke herum, biß einmal in die Holzkohle und fügte Gewürznelken und andere unverdauliche Dinge hinzu, die er unbemerkt in den Korb gelegt hatte. Nach der Mahlzeit frischte der Wind auf, was man sogleich an unseren Jungen bemerkte. Bei Alumen stellten sich wieder Kopfschmerzen und Übelkeit ein, dann erbrach er, bis er nichts mehr im Magen hatte. Er fühlte sich so schwach und kraftlos, daß er sich hinlegen mußte. Er schlich in die Kabine und warf sich in die Koje, konnte aber nicht einschlafen. Er war eben ein armer, seekranker Junge.

Alumina neigte ebenfalls zur Verschlimmerung nach dem Essen. Er litt unter Sodbrennen, saurem Aufstoßen und Ohnmachten während der Übelkeit. Da er sich bei milder Witterung an frischer Luft besser fühlt, suchte er sich an Deck ein Plätzchen, fand jedoch keinen Schlaf. Seine Arme waren schwer, und ständig drängten sich Gedanken auf, die ihn wachhielten. Er ist immer in Eile; ihm vergeht die Zeit zu langsam. Der Tag nahm einfach kein Ende. Er prophezeite wieder, das Boot würde sinken. Bei solchen trüben Aussichten konnte er natürlich die Tränen nicht zurückhalten.

Jemand, der eine Flasche Wein an Bord geschmuggelt hatte, rief: „Gebt der Heulsuse einen Schluck." Hätte es sich um Bier gehandelt, hätte Alumina es nicht angerührt. Bei Wein jedoch war er weniger standfest. Schwache Alkoholika zeigten bei ihm die gleiche Wirkung wie starke bei anderen Menschen — so war er bald eingenickt und schlief den Schlaf der Gerechten. Beide Zwillinge hatten keinen Fisch, der der Rede wert gewesen wäre, gefangen. Dafür hatten sie sich erkältet. So mußten die anderen sie nach Hause schaffen.

Beide erwachten am nächsten Morgen so heiser, daß sie kein Wort hervorbringen konnten. Sie hatten eine Halsentzündung. Bei Alumen entwickelte sich diese zur Tonsillitis, bei Alumina zur Laryngitis. Letzterer neigte außerdem zu Schnupfen; so war sein linkes Nasenloch von eiweißartigem Schleim verstopft, doch bekam er durch das rechte Luft. Alle Augenblicke mußte er niesen.

Alumen hatte Fieber. Die linke Gesichtshälfte war rot und heiß (häufig ist sein Gesicht totenbleich mit blauen Lippen). Im Fieber hatte er heftigen Durst. Alumina fieberte nachts, begleitet von Angst und Schweißen. Alumen wollte nicht sprechen. Dadurch verschlimmerte sich die Heiserkeit, und ein Kitzelhusten stellte sich ein. Beim Husten kratzte es im Hals. Alumina wollte ebenfalls nicht reden, da die Heiserkeit verschlimmert, der Husten hervorgerufen und die Schmerzhaftigkeit in der Brust verstärkt wurde. So lagen sie da, einer schaute den anderen an, und keiner sagte ein

Wort. Wahrscheinlich lächelten sie nicht einmal, denn Alumens Gesicht war von dem Wind am Vortag rauh und rissig. Alumina hing trüben Gedanken nach und hatte das Gefühl, als sei im Gesicht Eiweiß getrocknet. So verzogen sie wegen der zu erwartenden Schmerzen keine Miene. Leider müssen wir sie nun in dieser unangenehmen Situation verlassen.

Man könnte noch ihre vielen Geschwüre, die sich fast überall bilden konnten, erwähnen, ebenso den Krebs, der sich später einstellte, doch müssen wir uns jetzt verabschieden, damit sie die nötige Ruhe finden, sich von ihrer Erkältung zu erholen.

Arzneimittelverzeichnis

A

Aconitum	34, 66, 120—121
Actea racemosa	65
Agaricus	24, 26, 65
Allium cepa	63, 65
Alumen	64, 85
Alumina	85, **126—131**
Aluminium phosphoricum	92—96
Ammonium carbonicum	85, 100—105
Anacardium	24, 65
Angustura	63
Antimonium crudum	63
Apis	**71—76,** 120—121
Argentum metallicum	13, 16
Argentum nitricum	**13—16,** 64
Arnica	25, 36
Arsenicum	25, 48, 63, 82, 108, 112, 121
Arsenicum jodatum	47—48, 50
Arum triphyllum	24

B

Baptisia	36
Baryta carbonica	100—105, **122—125**
Baryta muriatica	28, 123
Barium sulfuricum	113
Belladonna	25, 27, 64—65
Bismutum	114, 117
Bismutum carbonicum	100
Bryonia	25, 62, 65, 120—121
Bufo	62

C

Cactus	65
Calcarea carbonica	17, 20, 25, 63—64, 92, 100—104, 119
Calcarea jodata	47, 52
Calcarea phosphorica	**17—19,** 64, 93—95
Calcarea sulfurica	**20—22**
Calendula	63
Cannabis sativa	66
Capsicum	63
Carbo animalis	100, 104, 113
Carbo vegetabilis	34, 63, **100—106**
Carbolicum acidum	77—78, 80
Carlsbad	82
Causticum	**107—111,** 119

K

Kalium arsenicosum	115
Kalium bichromicum	78, 80, 114
Kalium carbonicum	100, 102—104
Kalium phosphoricum	92—94
Kalium sulfuricum	114
Kalmia	65
Kreosotum	66, 78—79, 117

L

Lachesis	25, 56, 62—63, 65—66, 99, 117, 121
Lacticum acidum	78—80
Ledum	34, 64, 120
Lithium carbonicum	101, 103—104
Lycopodium	**53—57,** 61, 65, 99, 113, 116

M

Magnesium carbonicum	64, 102—103, 105
Magnesium phosphoricum	84, 92—93, 95
Malandrinum	67
Manganum carbonicum	100
Mercurius	13, 42—45, 47, 64, **68—70,** 120—121
Mercurius corrosivus	65, 116
Mercurius jodatus	47
Mercurius jodatus flavus	47—49, 51, 65
Mercurius jodatus ruber	47—50
Mercurius sulphuricus	68—70
Mezereum	63, 121

N

Natrium carbonicum	101—103, 105
Natrium muriaticum	13, 62—63, 67, 119—120
Natrium phosphoricum	92—96
Nitri acidum	13—16, 64, 66, 115, 120
Nux vomica	25—26, 63, 65, 77—81, 83—84, 120—121

O

Opium	86

P

Petroleum	77—79, 81
Phosphoricum acidum	17, 25, 91
Phosphorus	17, 35, 38, 64, 66, **91—96, 107—111,** 112, 119—121
Platina	27, 84—85, 120
Plumbum	62, **82—86**
Plumbum carbonicum	100
Psorinum	64, **87—90,** 97, 120—121
Pulsatilla	25—26, **53—57,** 61, 64—65, 67, 99, 108, 115, 120—121
Pyrogenium	36

Anhang

Fredericia Eugenie Gladwin (1864—1931)

Mit dem Tod von *Fredericia Eugenie Gladwin,* am 7. Mai 1931, verlor die homöopathische Schule in Amerika nicht nur eine ihrer fähigsten Praktikerinnen, sondern auch eine Kent-Schülerin, die seit Eröffnung der Philadelphia Post-Graduate School 1889 zu den Studenten Kents gezählt hatte. Nach Ablegen ihres Examens (1890) war sie in der Poliklinik der genannten Institution tätig und behandelte dort beispielsweise im Jahr 1896 3 354 Patienten, wobei sie die Konsultationen ihrer Kollegen zahlenmäßig weit übertraf. Mehrere Berichte ihrer damaligen klinischen Tätigkeit wurden in der Medical Advance 1894 veröffentlicht. Besondere Beachtung verdient ihre Mitarbeit am Kentschen Repertorium. So pflegte *Kent* seinen Schülern einzelne Rubriken zur Ausarbeitung zu übertragen; *Gladwin* stellte unter anderem „Durst" zusammen. Kurz bevor *Kent* starb, hatte *Gladwin* noch einmal Gelegenheit, mit ihrem Lehrer über sein Repertorium, das mittlerweile zwei Auflagen erfahren hatte, zu sprechen. *Kent* hatte drei Exemplare der zweiten Auflage korrigiert, von denen *Gladwin* eins erhielt. Nach Publikation der dritten Auflage sah sie diese während dreier Jahre durch und veröffentlichte eine Fehlerliste im Homoeopathic Recorder.

Gladwin besuchte eine Volksschule in New England, später das Gymnasium in Chester, Pennsylvania. Ihre extreme Schwerhörigkeit bildete für sie kein Hindernis, mit dem Medizinstudium an der University of Missouri in St. Louis zu beginnen. Nach erfolgreichem Abschluß zog sie wieder nach Pennsylvania und lebte dort zunächst in Chester, dann in Newton. Schließlich ging sie nach Philadelphia, wo sie Kontakte zur Kent-Schule fand. Zu ihrem schon erwähnten Werdegang an der Post-Graduate School zählte auch ihre Lehrtätigkeit in Pädiatrie, die sie bis zum Wegzug *Kents* und dem damit verbundenen Schließen der Einrichtung ausübte.

1904 trat *Gladwin* der International Hahnemannian Association bei, 1905 der Homoeopathic Medical Society of the State of Pennsylvania. Später wirkte sie bei der Gründung der American Foundation of Homoeopathy mit und nahm lehrend an deren alljährlich stattfindenden Sommerkursen teil.

In den Jahren 1911 und 1927 besuchte sie die internationalen homöopathischen Kongresse in London und hielt auch Vorträge, von denen der über das Kentsche Repertorium besonderen Anklang fand.

Ihre Aufsätze veröffentlichte sie vorwiegend in folgenden Zeitschriften: Homoeopathic Recorder, Homoeopathician, Journal of Homoeopathics (Kent) und Medical Advance.